现代家庭疾病防治手册

妇科病

自助防治 方案

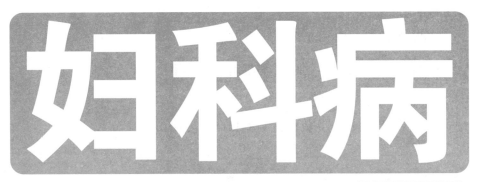

FUKE BING

ZIZHU FANGZHI FANG'AN

许彦来◎主编

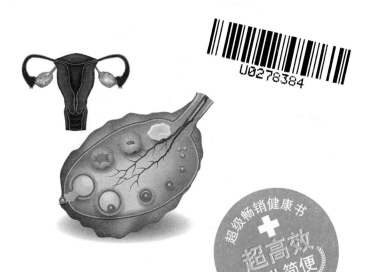

超级畅销健康书

超高效
倍儿简便

妇科病看专家

怎么治、怎么防、怎么有效调养

中国人口出版社

China Population Publishing House

全国百佳出版单位

图书在版编目（CIP）数据

妇科病自助防治方案 / 许彦来主编 . — 北京：中国人口出版社，2015.6

ISBN 978-7-5101-3267-4

Ⅰ.①妇… Ⅱ.①许… Ⅲ.①妇科病—防治 Ⅳ.① R711

中国版本图书馆 CIP 数据核字（2015）第 050853 号

妇科病自助防治方案

许彦来　主编

出 版 发 行	中国人口出版社
印　　　刷	北京威远印刷有限公司
开　　　本	710 毫米 ×1000 毫米　1/16
印　　　张	16
字　　　数	250 千字
版　　　次	2015 年 6 月第 1 版
印　　　次	2015 年 6 月第 1 次印刷
书　　　号	ISBN 978-7-5101-3267-4
定　　　价	32.80 元

社　　　长	张晓林
网　　　址	www.rkcbs.net
电 子 信 箱	rkcbs@126.com
总编室电话	(010) 83519392
发行部电话	(010) 83534662
传　　　真	(010) 83519401
地　　　址	北京市西城区广安门南街 80 号中加大厦
邮　　　编	100054

前　言

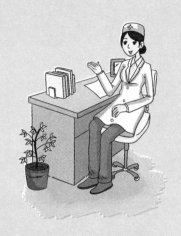

PREFACE

几乎每个女性一生中都逃脱不了妇科疾病的困扰，有人避而不谈，有人谈之色变，有人不以为然，有人惊慌失措。对于妇科疾病，我们应该怎样去了解和认识呢？

女性生殖系统的疾病即为妇科疾病，包括外阴疾病、阴道疾病、子宫疾病、输卵管疾病、卵巢疾病等。妇科疾病是女性常见病、多发病。但由于许多人对妇科疾病缺乏应有的认识，不重视身体的保健，加之各种不良生活习惯等，使生理健康每况愈下，导致一些女性疾病缠身，且久治不愈，给正常的生活、工作带来极大的不便。

广大女性朋友如何预防妇科病呢？

（1）要定期进行妇科病普查。一般情况下，40岁以下已婚妇女每两年检查一次，40岁以上妇女每年检查一次。

（2）夫妇双方都要养成良好的卫生习惯，特别要注重性器官的清洁。

（3）养成良好的卫生习惯：不使用公共场所浴盆、浴池、浴巾等卫生洁具；不滥用不洁卫生纸；排便后擦拭外阴时宜从前向后擦；上厕所后要洗手；换洗内裤应放于通风处晾干；自己的盆具、毛巾自己专用；内裤与袜子不同盆清洗；洗澡宜用淋浴。

（4）人工流产和生育次数过多也是诱发妇科病的原因之一。因此，应避免过多的人工流产刮宫和生育次数。

大多数患者经过局部用药治疗后，症状会很快得到改善或消失，但这并不说明炎症已痊愈，而是病原体暂时受到了抑制。患者千万不要就此停药，而是应该遵照医生嘱咐，按疗程进行治疗，月经期可以暂停用药，然后在月经干净后到医院做妇科检查和阴道分泌物的显微镜检查，阴性者属于近期痊愈。如果需要，还将继续治疗。只有连续三个月妇科检查及阴道分泌物显微镜检查均无异常，才算完全治愈。

有些患者不遵守用药规则，症状稍有好转即擅自停药，不久症状又出现，就再用药治疗一段时间，症状一消失又停止用药。如此用用停停，会使病原体产生耐药性，影响药物疗效，导致炎症反复发作，久治不愈，给患者生活上带来不便，还会产生精神压力。因此，要想彻底治愈妇科炎症，一方面医师应该详细说明用药方法及治愈标准，另一方面患者要坚持治疗，定期复查，不要怕麻烦。

《妇科病自助防治方案》一书融知识性、科学性、实用性为一体，深入浅出地讲述了各种妇科疾病，如外阴瘙痒、阴道炎、子宫颈炎、宫颈糜烂、盆腔炎、附件炎、月经不调、痛经、闭经、乳腺炎、流产、宫外孕、不孕症等的相关知识，从症状、病因、防治措施、生活调理、饮食调理等方面进行了详细的阐述，是广大女性防治妇科病的必备手册，是女性朋友保养身体、快乐生活的"守护神"。

编 者

2015年3月

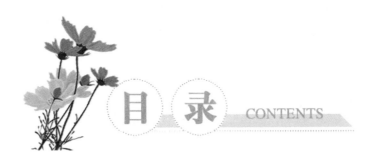

目 录 CONTENTS

第一章　妇科病普查和预防

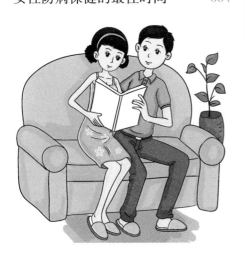

第二章 月经期疾病

第一节

痛 经

第二节

月经不调

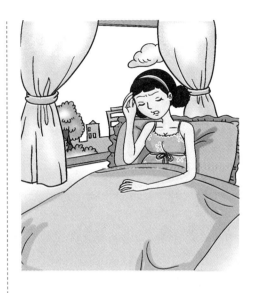

第三节

闭 经

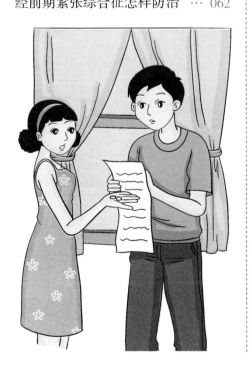

第三章 乳腺疾病

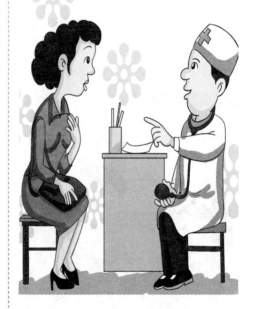

妇科病自助防治方案

第三节

乳房疾病的预防

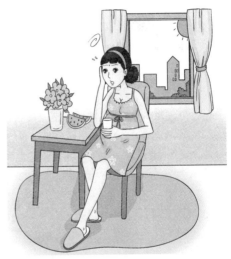

第四章　妇科炎症

第一节

阴 道 炎

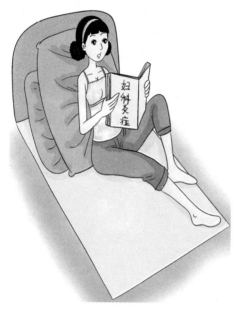

第二节

盆 腔 炎

第三节

宫 颈 炎

第四节

宫颈糜烂

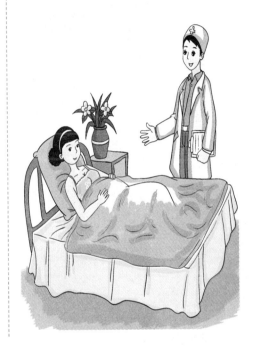

第五章　孕产期疾病

第一节

孕期疾病

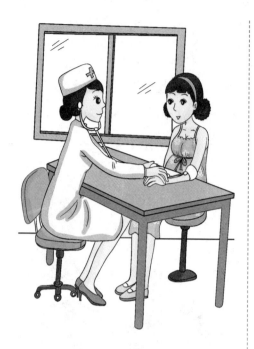

第二节

产后疾病

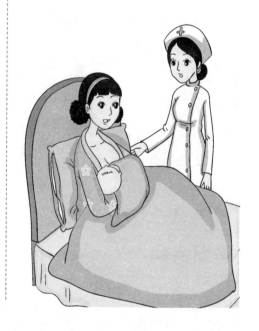

第六章 更年期综合征

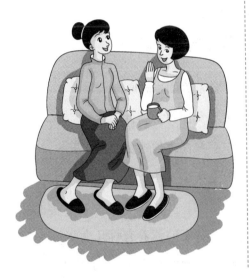
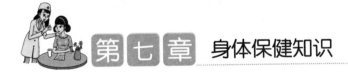

第七章 身体保健知识

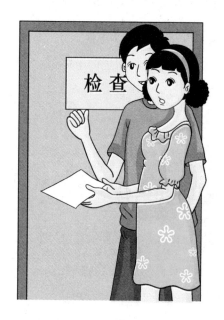

第二节

饮食保健

妇科病自助防治方案

第一章

妇科病普查和预防

妇科疾病是女性健康的第一"杀手"，给女性带来很大的安全隐患，为了避免不良情况的发生，一定要定期检查身体。提前进行检查可以更准确地知道自己的身体健康情况，对于已婚的妇女每年做一个常规妇科检查，做一个宫颈的防癌刮片，以及盆腔的B超，就可以早期发现一些妇科疾病，降低重症发生的风险。

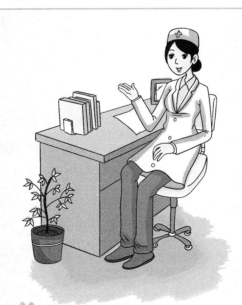

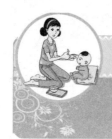

第一节
妇科病检查

女性需要做的健康检查

现代女性身心都在经受着前所未有的压力与考验，为了保证自己的身体健康，身心愉快，养成自我查体的习惯对于女性来说是十分必要的。具体需要做到以下几点：

1. 每年一次的妇科检查

为防止由人乳头瘤病毒（HPV）引起的宫颈癌，应作宫颈涂片检查。其次是女性一些重要部位的检查，如盆腔检查、乳房检查及腋下、锁骨部位的淋巴结检查。

2. 每月一次的乳房自我检查

养成良好的每月一次的乳房自查习惯，有助于及时发现和医治。熟悉自己双乳的正常形态及触摸时

的感觉，一旦有异常就很容易引起警觉。通常月经结束后7天是检查的最佳时机，因为这时乳房较软且没有肿胀感，有利于触觉的敏感性和准确性。此外，在洗浴时自检最好，皂液在将皮肤湿润后，有助于手指在乳房表面平滑移动。触摸乳房时，如感觉有硬物或肿块，应及时去医院检查。

3. 乳房的X线透视拍片

近年来，乳腺癌发病率有上升趋势，应引起女性的注意。必要时可进行X线透视拍片。

4. 每5年一次的全面体检

天气、心情、接触人群等诸多因素都会影响女性的健康。如果工作繁忙，无法经常进行体检，那么，每5年做一次全面体检还是十分

必要的。医生不仅会对个人病史、相关的家族病史以及个人生活习惯进行详细询问，还会进行抽血化验。此外，为及时排除一些没有自觉症状的疾病，还应做葡萄糖耐量试验，肝、脾脏触诊检查，以及尿液化验、血红蛋白化验等。

5. 每年一次的皮肤检查

对皮肤可进行自查，先对着落地式穿衣镜检查身体的正面，然后手持另一面镜子，背对着衣镜，依次对肩、背、臂部及双腿的后侧面进行观察，当然对双足的检查也不应忽略。凡看到面积超过6平方毫米的痣或痣表面呈凹凸不平时，就应及时就诊，以免延误病情。在日常生活中要留意皮肤原有的色素区域，如果发现变大或颜色加深，也是危险信号。因此如能及早发现异常，只需做个小手术就可以解决隐患。每年对全身的色素斑做一次专业检查是很有必要的。

6. 半年一次的牙科检查

坚持每半年去看一次牙医，有助于清除牙菌斑、牙石，以及防止牙床疾病。特别是孕期或服用避孕药的女性，因其血液中雌激素的水平较

高，更应经常看牙医，防止患牙疾。

7. 半年一次测血压

在现代社会中高血压已非老年人的专利，许多人刚步入中年就已经成为高血压患者，当收缩压（高压）超过140毫米汞柱或者舒张压（低压）超过90毫米汞柱时就应采取对策，在遵从医嘱的情况下服药控制，同时应进行必要的节食和适当的运动。

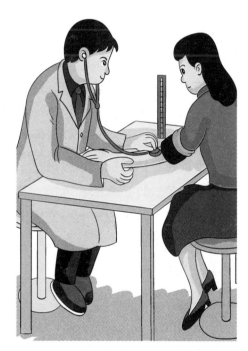

8. 两三年进行一次视力检查

视力对于每个人来说都是至关重要的，在平时就应注意用眼卫生和眼睛保健，但由于很多影响视力

的疾患都是在无声无息中缓慢发生的，一般没有明显的感觉或痛苦，因此常常为人们所忽视。有糖尿病、高血压或有青光眼家族史，或者工作用眼较多（如长时间看计算机屏幕）的人，发生眼疾以至影响视力的危险性要大于常人。所以由眼科医生进行定期详细而规范的检查是十分必要的，这样可及早发现异常，并采取有效措施。

9. 免疫接种

人们要接种的疫苗主要是两类。第一类是用于预防白喉、百日咳、破伤风的细菌疫苗，在小学或中学时初次接种，到23～25岁时为进一步增强身体抵抗力应再进行一次接种。第二类是麻疹、风疹、腮腺炎的病毒疫苗，成年人一旦感染麻疹会危及生命，同时孕妈妈感染风疹往往会造成流产或畸形儿。

 ## 女性防病保健的最佳时间

女性的生理特征与疾病的发生规律不一样，只有抓住最佳时间，抢占先机，才能取得理想效果。

1. 改善体质的最佳时间

第一时间段是月经初潮时期。在雌激素的作用下，第二性征迅速生长发育，体内各个系统都将发生日新月异的变化。此期若能在医生的指导下，科学地调整膳食结构，加强身体锻炼，可增强体质，大大提高抗病能力。

第二时间段是孕期和产后。由于怀胎、分娩等生理过程会导致内分泌变化，从而直接影响人的体形与体质。如果想改变过胖或过瘦的体形，不妨抓住这个良机。

第三时间段是绝经期。绝经意味着进入老年期，由于雌激素水平的变化，人体应激反应相应迟钝，易致体内平衡遭受破坏。此阶段注意营养，保持心理平衡，坚持有规律的体育锻炼，将使晚年更健康。

2. 补钙的最佳时间

人体不能缺钙，对女性而言以12～14岁的儿童时期最为重要，因为这几年是人体骨骼发育的敏感期。美国研究人员以94名12～14岁的青春期女性为观察对象，每天服用250毫克钙片，结果其骨骼硬度与骨质密度均较不服钙者为高，到18

岁时前者的骨质较后者的高6%，而在人的一生中，18岁的骨质状态很关键，可有效地阻止老年期骨质疏松症的发生，故有"少年补钙终身受益"之说。

健美专家研究表明，造就形体美的最佳时间是幼年，特别是3岁以内。此期的身材就是未来的基本形态，故健美应从小抓起。改善体形的最佳时间则是在13～22岁。从人体的发展规律和过程来看，这个时期进行改善体形的锻炼可获得事半功倍之效。因为，在此期间身体新陈代谢旺盛，心理上又有追求美的欲望，精力充沛，可塑性大，容易成功，应毫不犹豫地抓住时机。

3. 防胖的最佳时间

如今，减肥瘦身已成为女性的一种追求。其实在女性的一生中有三个时间段最容易发胖，若能控制住体重，则不易成为胖女。

一是儿童期。一项调查资料表明，凡10～13岁期间体重超标者，到30岁后，有88％的可能性成为大腹便便者。若此阶段体重正常，以后发胖的可能性会减少60％。

二是15～25岁的10年间。这10年间正是脂肪细胞兴旺发达的高峰期，加上雌激素的大量分泌，食欲及食量大增，最易发胖。

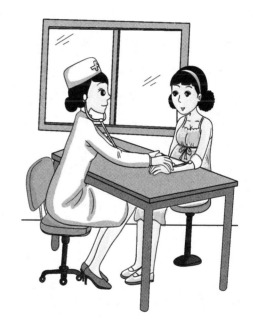

三是40岁以后，头脑中的下丘脑功能降低，饱腹感迟钝，容易因贪食而肥胖。

4. 防心脏病的最佳时间

女性在绝经前的心脏状况明显优于男性，罹患心脏病的概率较低，但绝经后就不一样，心脏受害的可能性将大大增加。与心脏病关系最为密切的血清胆固醇，从自然绝经前3年起开始明显升高，持续至自然绝经后1年。因此，为保护心脏，在自然绝经前3年就应定期化验胆固醇并着手防治，直到绝经后1年，不可有丝毫麻痹。

5. 治疗盆腔炎的最佳时间

盆腔炎是女性常见的妇科病，以月经期治疗为最佳时机。因为月经期整个盆腔充血，当给予同等剂量药物，随血流分布于盆腔的药物量较平时增多，并直接作用于子宫内膜等处，从而提高疗效。方法是：经期前1～2天开始用药，至月经干净为一疗程，7天左右。所用药物以抗炎药为主，也可用有关的中成药。

 经期卫生的注意事项

女性在行经期间，全身抵抗力较平时为弱，极易感染其他疾病，并且此时子宫颈口微张、子宫内膜的剥落使其留有创面，再加上阴道酸度降低，致使抑制细菌生长的防御作用有所削弱，因此一旦病菌入侵，极易引起生殖器官疾患。所以，每个女性在经期最好注意以下几点：

1. 注意清洁卫生

宜用质地柔软、吸水性能好的消毒棉垫作为月经垫，且应以勤换为原则。在经期保持外阴清洁是十分重要的，不仅每晚要注意用热水清洗，不宜用冷水，而且清洗外阴前应先将双手洗净，清洗完后，可用卫生纸擦干。为防止脏水进入阴道，清洗时宜用流动水，洗澡只能淋浴不可盆浴。此外，大便后，要从前向后擦拭，以免污染阴道。

2. 注意保暖，避免受凉

保暖对于经期女性来说是头等大事，尤以下半身的保暖更为重要。不仅应避免用冷水洗头、洗澡和洗脚，更应避免淋雨、涉水，以及下水田劳动。由于突然或过强的冷刺激很可能使子宫及盆腔内血管挛缩，从而引起痛经或月经骤停，因此也应注意不要坐在泥地、砖地或水泥地上。此外，经期身体抵抗力降低，一旦受凉极易感染其他疾病。

3. 保持心情舒畅

月经失常或经期反应过重，很可能是精神紧张或情绪波动所引起的，因为这些不良情绪会影响中枢神经系统的调节功能，尤其是脾气急躁者，更需注意克制，否则过激的情绪，很可能使月经量减少或突然停止。

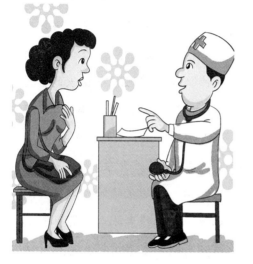

4. 饮食适当，睡眠充足

在经期不仅要多喝热水、多食蔬菜，而且在饮食方面应避免辛辣，以保持大便通畅，从而使盆腔充血减轻。同时更应注意劳逸结合，适当调整作息时间，尽可能早睡以帮助身体恢复。

5. 避免重体力劳动及剧烈运动

在行经期间，为促进盆腔血液循环，可适当进行一些一般性体力劳动和户外活动，从而使腰酸和坠胀等不适感减轻。如果体力劳动过重或运动剧烈会使盆腔血流过速，

从而引起经量过多或经期延长。

怎样区别生理性白带和病理性白带

生理性白带受体内雌激素含量高低的影响，在量的多少和性状上有所变化，当体内发生疾病时，白带的性质也会发生变化。那么，怎样区别是生理性白带还是病理性白带？

一般主要观察白带的量、颜色、性状、气味及伴随症状。如果白带量不多，颜色呈乳白色、鸡蛋清样，稍有腥味，但无不适感觉，则属于生理性白带。如果白带过多，且呈黄色、脓性，甚至是血性，则属于病理性白带。如白带呈灰黄色，泡沫状，有腥臭味，同时伴有外阴瘙痒、灼热、疼痛或性交痛，多为滴虫性阴道炎引起；白带呈灰白色，豆腐渣样或如凝奶块，有时有臭味，伴有外阴瘙痒、灼痛，多见于阴道假丝酵母菌病（旧称真菌性阴道炎）；白带呈黄色或黄绿色，有臭味，好像米汤或脓一样，大多为化脓性细菌感染所引起，如慢性宫颈炎、中老年阴道炎

及子宫内膜炎；白带中带血，即所谓血性白带，多见于重度宫颈糜烂、宫颈息肉、黏膜下肌瘤、子宫颈癌；水样白带，即白带如稀水，有时像高粱米汤一样，多见于宫颈癌、子宫体癌、输卵管癌等，有时患黏膜下肌瘤或炎症，也可以出现这种白带。总之，出现病理性白带大多数是炎症引起的，对于出现病理性白带应及时去医院检查，确诊后及时治疗。

妇科病普查的基本内容和方法

（1）健康教育：采用多途径、多形式的宣传，如电视、电台等媒体宣传、专家义诊、保健咨询等，对普查对象进行有关妇科常见病防治知识的教育，增强其保健和防病意识，提高自我保健的知识和技能。

（2）妇科病普查登记表的填写：登记表应包括姓名、年龄、结婚年龄、民族、职业、月经史（初潮年龄、周期、月经量）、生育史、既往史（尤其注意妇科肿瘤和其他肿瘤史）、家族史、避孕措施、临床症状及检查记录等。

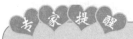

定期开展妇科病普查普治，不仅可以及时发现和治疗妇科常见病、多发病，减少妇科疾病的发病率，及时控制某些疾病的进一步发展，降低病死率，而且可以对广大妇女进行卫生保健知识的宣传和指导，增强广大妇女的自我保健意识，提高防治疾病的效果，从而提高广大妇女的健康水平。

通过广泛开展以妇科病普查普治为主的生殖保健工作，可以使医务工作者深入了解不同地区妇科病的患病情况，掌握发病规律，探讨发病因素，从而可以针对性采取干预措施，从而达到减少妇科病发病率的目的。

通过对妇科病的普查普治可以让有关部门掌握第一手资料，为妇幼保健工作的科学研究和流行病学调查提供大量可靠的数据，为国家有关政策和法规的制定提供科学依据。

（3）妇科检查：检查前先排尿。取膀胱截石位，按妇科常规顺序检查外阴、阴道、宫颈、子宫和双侧附件。同时进行宫颈刮片、宫颈细胞学检查，阴道分泌物涂片查阴道清洁度、滴虫、念珠菌、淋球菌及线索细胞检测等检查。

（4）盆腔B超显像检查：主要检查子宫及卵巢位置、大小、形态；盆腔肿物定位及肿物囊实性的鉴别；宫内节育器的存在及位置等。

（5）特殊检查：①阴道镜检查：主要用以观察子宫颈表面上皮细胞和血管的变化，辅助诊断癌前病变和早期宫颈癌。如果宫颈刮片细胞学检查Ⅲ级或Ⅲ级以上，应进行阴道镜检查以准确定位以便于取活检。②宫颈和宫颈管活组织检查：在宫颈刮片找到癌细胞或可疑细胞，或临床检查有接触性出血或重度糜烂、异常赘生物时，选择宫颈鳞状上皮-柱状上皮交接部的3、6、9、12点处取4点组织做活检，或在碘试验、阴道镜观察到的可疑部位取活组织做病理检查。若宫颈刮片为Ⅲ级或Ⅲ级以上涂片，宫颈活检阴性时，应用小刮匙搔刮宫颈管，刮出物送病理检查。③诊断性刮宫术及分段诊刮术：适用于有异常子宫出血或绝经后出血的女性，主要了解宫颈管和宫腔内的病变情况。刮出组织应分别送病理检查。④其他特殊检查：如盆腔CT扫描和磁共振等检查。但因价格昂贵，除非有适应证，一般不列为普查内容。

 宫颈细胞学检查方法

宫颈细胞学检查普遍用于筛查宫颈癌。

（1）宫颈刮片：取涂片前24小时阴道内禁止有任何刺激，例如性交、阴道检查、阴道灌洗和局部上药等，以免影响检查结果。取涂片所用器具必须清洁干燥，取时先显露宫颈，拭净表面黏液及分泌物，然后用木质刮片的弯端放入宫颈外口（此处又称移行带，为宫颈癌的好发部位），以宫颈外口为圆心，轻轻刮取一周。将采集的分泌物制片固定。如遇溃疡处或宫颈糜烂面容易出血，则用木刮片的圆端在患部与光滑面交界轻轻搜刮，或用蘸有生理盐水的棉签直接取材，以防血液将标本内的细胞冲掉。

（2）液基超薄细胞学检测技术（TCT）：其优点为：①用特殊的刷子取材，可取得比较满意的移行区细胞标本；②"直接入瓶"及制片全过程保持标本不干，故不存在细胞退化问题；③密度梯度分离可将标本中的黏液、血液和炎性细胞分类，剩下供诊断的细胞，背景清晰；④每份标本独立取材、保存、染色，不会发生交叉污染；⑤阅片面积小，细胞形态清晰，便于诊断；⑥检查项目多，除筛查宫颈癌或癌前病变，还可以查出衣原体、疱疹病毒、人乳头瘤病毒、念珠菌、放线菌、滴虫感染等。

液基超薄细胞学检测方法：应

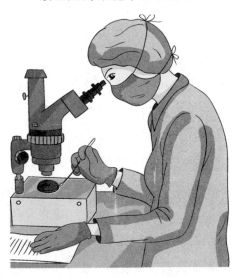

用毛刷采样器，将采样器的中央部分插入宫颈口内，将刷毛全部展开接触宫颈，抵住宫口顺时针转5圈，以便采集到各部位的细胞，将采集器前端放入装有甲醇保存液的小瓶中漂洗，上下推入至瓶底将刷毛全部展开共10次，以便100％的细胞散落于保存液中。之后采用全自动制片机进行制片，并进行计算机细胞扫描阅片和诊断。

阴道及宫颈细胞学诊断

阴道及宫颈细胞学诊断的报告形式主要为分级诊断及描述性诊断两种。目前TBS（the Bethesda system）描述性诊断方法逐渐代替巴氏分级诊断方法，但是，在我国基层多数医院仍采用分级诊断，即巴氏5级分类法。

1. 巴氏5级分类法阴道细胞学诊断标准

巴氏Ⅰ级：正常。为正常阴道细胞涂片。

巴氏Ⅱ级：炎症。细胞核普遍增大，核染色质分布尚均匀。一般属良性改变或炎症。临床分为ⅡA及ⅡB。ⅡB指个别细胞核异质明显，但又不支持恶性；其余为ⅡA。

巴氏Ⅲ级：可疑癌。主要是核异质，表现为核大深染，核形不规则或双核。对不典型细胞，性质尚难肯定。

巴氏Ⅳ级：高度可疑癌。细胞有恶性特征，但在涂片中恶性细胞较少。

巴氏Ⅴ级：癌。具有典型的多量癌细胞。

巴氏分级法未能与组织病理学诊断名词相对应，也未包括非癌的诊断。因此将逐步被TBS分类法所取代。

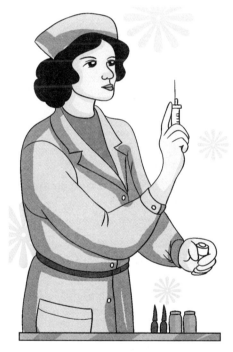

2. TBS分类法及其描述性诊断

TBS描述性诊断的主要内容。

（1）良性细胞改变

A.感染：滴虫性阴道炎、真菌形态符合念珠菌属、球杆菌占优势，形态符合阴道变异菌群（阴道加德纳

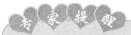

　　妇科炎症是一个范畴很广的概念，凡女性的生殖器官，包括外阴、前庭大腺、阴道、宫颈、子宫体、输卵管、卵巢及盆腔腹膜等，受到各种致病菌侵袭感染后发生的炎症，统称妇科炎症。据2013年有关临床资料统计，在年轻女性中，约有39%患有妇科炎症；在中年女性中，患有或曾经患有妇科炎症的占69%；女性一生中至少患一两次妇科炎症约有90%以上，可见妇科炎症是妇科疾病中发生率最高的。这是由于女性生理与解剖结构的特殊性决定的，使女性脆弱的生殖系统成为一生中的"多事"地带，也是许多全身性疾病的"发源地"。

菌）、杆菌形态符合放线菌属、细胞改变与单纯疱疹病毒有关。

B.反应性改变：与炎症（包括不典型修复）、萎缩性阴道炎、放射治疗、宫内节育器等因素有关。

（2）上皮细胞改变

A.鳞状上皮细胞：

·未明确诊断意义的不典型鳞状上皮细胞。

·低度鳞状上皮内病变：包括HPV感染，轻度不典型增生。

·高度鳞状上皮内病变：包括中度、重度不典型增生和原位癌。

·鳞状上皮细胞癌。

B. 腺上皮细胞异常：

·子宫内膜细胞（良性，在绝经后）。

·不典型腺上皮细胞，性质待定。

·宫颈腺癌。

·宫内膜腺癌。

·宫外腺癌。

·腺癌。

C. 其他恶性新生物。

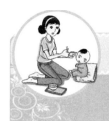

第二节
怎样预防妇科病

 最常见的妇科病

女性外阴、前庭大腺、阴道、宫颈、子宫体、输卵管、卵巢及盆腔腹膜等部位均容易发生炎症。发生炎症后如果身体抵抗力好、病菌侵袭性弱，炎症仅局限于一个部位。但如果身体抵抗力差，病菌侵袭性强，则炎症可同时波及几个部位，严重的炎症还可以扩散至身体其他器官。上生殖道感染又称盆腔炎。急性盆腔炎进一步发展可引起弥漫性腹膜炎、败血症、感染性休克，可危及生命。

1. 阴道炎

提到阴道炎，不禁让人联想到使人坐卧不宁的瘙痒以及令人难堪的异常分泌物，电视商品广告则委婉地称之为"难言之隐"，对大多

数女性来说又是非常"贴切的"，大约有一半以上的前往妇科就诊的女性就是得了这种烦恼病。阴道炎具体又可以分为以下几种：

（1）阴道假丝酵母菌病：由真菌感染引起，以外阴瘙痒为主要表现，严重时常坐卧不宁，痛苦不堪，还可伴有尿频、尿痛，阴道分泌物呈豆腐渣样。炎症易反复发作，影响患者的生活和工作。治疗常用抗真菌药物，需彻底，以免复发。

（2）滴虫性阴道炎：由阴道毛滴虫引起，阴道又痛又痒是其典型症状，白带稀薄脓性、黄绿色、泡沫状、有臭味，常伴尿频、尿痛、血尿。治疗选用甲硝唑类制剂。

（3）细菌性阴道病：是一种混合性多种细菌感染，主要有加德诺

菌、各种厌氧菌及支原体引起的混合感染。本病占阴道感染性疾病中的1/3。主要表现为阴道分泌物呈灰色，像面糊一样黏稠，分泌物有鱼腥样气味，在性交时或性交后异味加重，个别病人外阴可有瘙痒与灼热感，但症状均比滴虫性阴道炎或阴道假丝酵母菌病轻。

2. 宫颈炎

宫颈炎是育龄女性的常见病，有急性和慢性两种。急性宫颈炎常与急性子宫内膜炎或急性阴道炎同时存在，但以慢性宫颈炎多见。慢性宫颈炎多于分娩、流产或手术损伤子宫颈后，病原体侵入而引起感染。慢性宫颈炎有多种表现，如宫颈糜烂、宫颈肥大、宫颈息肉、宫颈腺体囊肿等，其中以宫颈糜烂最为多见。慢性宫颈炎的主要症状是白带增多。白带呈乳白色黏液状，有时为黄色或脓样，伴有息肉形成时，可产生血性白带或性交后出血。当炎症扩散到盆腔时可有腰骶部疼痛、下腹坠胀和痛经。

3. 盆腔炎

女性盆腔炎包括子宫炎、输卵管卵巢炎、盆腔结缔组织炎及盆腔腹膜炎，是女性常见病之一。盆腔炎有急性与慢性之分。急性盆腔炎发病急，病情较重，患者皆有不同程度的发冷、发烧和小腹痛。有时泌尿道也可出现受激惹或压迫症状，如尿痛、尿频、排尿困难等症。慢性盆腔炎常为急性盆腔炎未能彻底治疗所致。慢性盆腔炎病情常较顽固，多形成输卵管、卵巢粘连包块，且与周围粘连，抗炎药物不易进入，因而，不容易彻底治愈。

为何女性容易得妇科炎症

得了妇科炎症后一些女性困惑不已：自己平时非常注意个人卫生，甚至外阴也要一天洗上几次，怎么还会得妇科疾病？还有些女性抱怨：没有结婚时，很少去看妇科，可是自从结了婚有了性生活，还真觉得妇科病不少，怀疑一定是丈夫有问题了。其实女性患妇科病是有很多原因的，不能说个人卫生注意了就没问题了，也不能光说是因为丈夫导致妻子得了病。女性生殖器官从其本身解剖构造方面及所起的生理作用方面来讲，与心、肝、肾、脑等人体其他器官相比，有着很大的特殊性，因而容易受到病菌的侵袭。比如说：

（1）女性外阴部的皮肤非常娇嫩，加上皮肤汗腺丰富、皱褶多、隐蔽不暴露、透气性差、局部潮湿，最容易被病菌攻击。

（2）由于女性的阴道与外界相通，故女性的腹腔通过输卵管、子宫、阴道亦与外界相通，这是女性生殖器的独特之处，故外界的病菌容易由阴道进入腹腔。

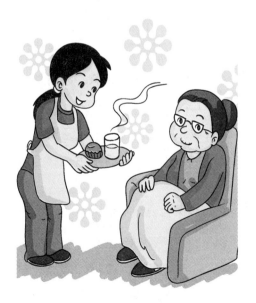

（3）阴道里本身就常驻很多致病菌，平常免疫力好的时候大家相安无事，但当免疫力下降时，这些致病菌就会"兴风作浪"，导致炎症的发生。

（4）外阴部的环境有利于细菌生长，尿道与肛门是外生殖器的邻近器官，外阴部经常接触尿液、白带、经血及粪便，容易受到细菌污染；白带及经血又为细菌生长、繁殖提供良好的环境。前庭大腺及尿道旁腺感染后，细菌可以长期窝藏，成为慢性病灶并可反复急性发作。

（5）生育年龄女性性生活较频繁，容易将外界病菌带入生殖道。

（6）绝经后女性和婴幼儿雌激素水平低，局部抵抗力下降，也容易发生感染。

什么情况下容易得妇科炎症

（1）性生活：初次性生活年龄小、有多个性伴侣、性交过频以及性伴侣有性传播性疾病的女性容易得妇科炎症。由于一些病原体可侵入男方尿道，而男性感染时常常无症状而被忽视，但是它可通过性交而传染给女方。

（2）性卫生不良：月经期因子宫内膜脱落，子宫腔内形成新鲜的创面，如果进行房事且不注意卫生，可能将细菌带入阴道里，进而引起子宫内膜炎、附件炎等生殖器官炎症，甚至有的人因输卵管发炎引起堵塞，导致不育。此外，还可能引起月经紊乱，如月经量增多，经期延长等。

（3）手术操作后感染：人工流产术、子宫颈治疗、分娩、人工破膜、剖宫产以及大量妇科手术等，手术操作时消毒不严格，或由于对生殖道造成损伤，引发感染。

（4）分娩、流产或手术后：由于身体抵抗力下降，病原体会由生殖道上行感染并扩散到输卵管、卵巢，继而引起整个盆腔炎症。

（5）盆腔或输卵管邻近器官发生炎症：如阑尾炎时，炎症可通过直接侵犯邻近器官引起输卵管卵巢炎、盆腔腹膜炎。

（6）身体有其他疾病：如糖尿病女性易患外阴阴道炎；长期使用免疫抑制剂的女性身体抵抗力弱，一旦有病菌入侵，自身不容易清除病菌，而引发感染。

哪些异常情况可能是妇科炎症

正常生育年龄的女性有一定数量的阴道分泌物，且分泌物清亮、透明、无味，不会引起外阴刺激症状。如果出现下列情况，则有必要去医院检查。

（1）阴道分泌物增多，色黄脓、泡沫样、豆渣样，严重时混有血丝，有异常气味。

（2）外阴阴道瘙痒、有灼烧感和疼痛，在活动、性交和排尿后加重。

（3）伴尿频、尿急、尿痛。

（4）下腹或腰骶部经常出现疼痛或下坠感，常于月经期、排便、性交时、劳累后加重，伴全身乏力。

（5）月经不调和不孕。

（6）病情严重者，可发生高热、恶心、呕吐、腹泻、腹胀、精神萎靡、嗜睡等。此时炎症已扩散，严重威胁女性生命，应尽快送医院救治。

下腹隐痛是有炎症吗

每个女性或多或少都有腹痛的经历，当发生腹痛时，最让人关心的莫过于为什么会腹痛，腹痛到底要不要紧，会不会有妇科炎症等问题。

别小看腹痛，腹痛是最常见的临床症状，其牵涉范围广、性质复杂，有的病因可能十分轻微，有的却是严重疾病。慢性下腹隐痛原因较多，常伴腰骶部疼痛及白带增多，除了生殖器官慢性炎症以外，女性子宫内膜异位症、子宫腺肌症、盆腔淤血症、肿瘤性腹痛、排卵痛以及心理性盆腔痛等也会引起慢性下腹隐痛。

（1）生殖器慢性炎症：疼痛是慢性盆腔炎的主要表现，长期出现下腹部坠胀痛及腰骶部酸痛，并于劳累、性交后或月经前后加重。由于盆腔淤血，患病女性可有白带增多，卵巢功能损害时可伴月经失调，输卵管粘连阻塞时常伴不孕。全身表现可有低热、疲乏无力，部分女性因长期下腹不适或腰骶疼痛而有神经衰弱症状，如精神萎靡、食欲不振、周身不适、面黄无华、

消瘦、失眠等等。

（2）子宫内膜异位症：子宫内膜异位症典型症状为继发性逐渐加重的痛经，疼痛为周期性发作。但也有部分子宫内膜异位症患者的疼痛类似于慢性盆腔炎，有时光凭借疼痛症状很难把两者鉴别开来。表现为非经期下腹有隐痛而行经前后加重，往往伴有性交疼痛，这是由于性交时阴茎反复抽动对宫颈后壁

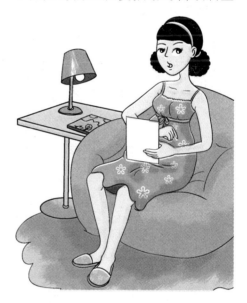

及韧带处异位结节的冲撞所致。此外，常伴有不孕及月经失调。子宫腺肌症与子宫内膜异位症一样，出现继发性痛经，并常伴以月经过多。

（3）盆腔淤血症：又称盆腔静脉曲张症。由慢性盆腔淤血所致。主要症状为下腹部坠痛，平卧时减

轻。此外，常伴以腰骶部疼痛、月经过多及白带增加。下腹及腰骶部疼痛于性交后加重。由于性交时疼痛，次日下腹痛、腰痛、白带增多等症状明显加重，因而产生对性生活厌烦的情绪。

心理性盆腔痛

慢性反复发作的下腹疼痛而找不出器质性病变，可能是心理性盆腔痛。有人认为心理性盆腔痛是一种躯体转换反应，即将某种被压抑的情绪转变为躯体症状，以缓解心理矛盾；也有人因性行为方面有过精神创伤，而对性产生恐惧，出现性交疼痛，进而发展为盆腔痛。患者的主诉内容较多，主要为腰酸背痛及盆腔痛，疼痛程度与部位因人而异。

（4）肿瘤性疼痛：妇科恶性肿瘤发展到晚期时，可出现难以忍受的顽固性疼痛。下腹疼痛常伴有腰骶部疼痛，且疼痛常放射到下肢。产生疼痛的原因主要是由于盆腔神经受到癌肿浸润或压迫。

（5）排卵期腹痛：有些女性在月经中期会出现一侧下腹轻微疼痛，有时只有隐隐约约的不适，也有极少数女性疼痛会十分明显。通常疼痛持续1～2天后会自行消失，这种痛称为"排卵痛"，一般不需特殊治疗。

得了妇科炎症要注意什么

通常情况下女性得了妇科炎症会出现两类情况，分别走入两种误区，而这些误区又直接影响着她们的生殖健康，甚至生命。

误区一：过于大意。一些女性认为妇科得个炎症是常见小事，不必大惊小怪；还有些女性受传统思想影响认为妇科炎症是难以启齿的疾病，这些人均会擅自去药店买药，未正规检查和治疗。殊不知，乱用药反而延误病情，加重病情，甚至威胁生命。

误区二：过于谨慎。担心得了炎症治疗不彻底会落下病根痛苦一辈子，也忧虑炎症会招致肿瘤等发生慢慢消磨生命，这些患者就会过分应用抗生素。但是其直接结果是，长时间应用抗生素导致人体对抗生素产生耐药，阴道正常菌群的平衡失调，导致一些致病菌或真菌的迅速滋生，反而使感染反复、迁延和难治。

故提醒有上述症状的女性对于妇科炎症千万不要不当回事，那种认为妇科炎症很普遍、人人都会得，因而不重视规范治疗的观点都是要不得的。对妇科炎症的治疗，必须注意这样几点：一是要及时治疗，拖得越久治疗难度越大，引起并发症的可能性也就越大。二是一定要到正规专业医院进行科学诊治，切不可找家小门诊治疗或随便买点消炎药自诊自治，这往往会贻误病情。三是妇科炎症大多比较容易复发，因此一定要治疗彻底，不可半途而废，以避免复发和防止可能发生的并发症。

除此以外，还需注意以下一些事项：

（1）平时注意个人卫生，保持外阴清洁，每日至少清洗外阴一次，清洗时用温水，或用少量浴液。同房前双方注意清洗外阴，尤其是男方卫生习惯欠佳的。

（2）经常反复发作的患有阴道炎的女性，内裤及清洗用的毛巾等物品应煮沸5～10分钟以消灭病菌，并强调同时对性伴侣进行检查和治疗。

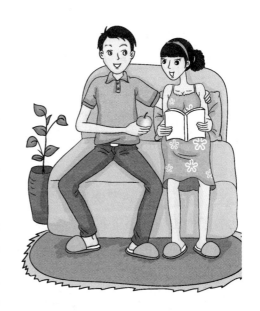

（3）如果是外阴阴道炎或由性传播的性疾病治疗期间，应该禁止性生活，一方面可以避免性交时的摩擦使阴道充血炎症加剧，另一方面可以防止交叉感染，形成恶性循环。如果一定要进行性生活，则必须使用具有防止感染性疾病传播作用的避孕套。否则，必须在治疗结束、下次月经干净后复查，确定炎症治愈后方可恢复性生活。

（4）注意月经期、流产及产褥期的卫生，使用消毒的卫生用品，遵照医师规定的时间禁止性生活和盆浴，不宜过于劳累。

（5）不要盲目使用冲洗液，女性阴道为酸性环境，有自净作用，长期用洗液清洗下身，会杀死对身体有益的阴道杆菌，使局部抵抗能力下降，增加感染机会。

（6）注意性生活，要有固定的性伴侣，杜绝同时多个性伴侣。性生活要有节制，每3～4天性交1次较为合适。

（7）尽可能避免使用卫生条件比较差的旅店、浴池等公共毛巾、浴巾及坐式马桶，以免消毒不严交叉感染某些病原体。

（8）饮食宜清淡，忌辛辣刺激，以免湿热或耗伤阴血。注意饮食营养，增强体质，以驱邪外出。

（9）阴道炎患者应稳定情绪，加强锻炼，增强体质，提高自身免疫功能。

（10）生活要有规律，劳逸结合，不要使自己经常处于高度紧张状态，以免破坏自身免疫系统的抵抗力。因为女性平时阴道内就有细菌存在，身体抵抗力强时，这些细菌并不致病，而当抵抗力下降时，就会发病。

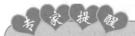

专家提醒

妇科炎症，不可小视，危害可大啦！白带多、瘙痒、异味给女性带来的尴尬与不便可想而知；腰腹坠胀等不适可使患者精神不振、食欲下降、形体消瘦，给患者的工作和家庭生活平添了诸多困扰。另外，病菌还可能上行感染宫腔，引起子宫内膜炎、输卵管炎症、输卵管粘连积水，等等；有输卵管炎症的女性怀孕后发生宫外孕的几率可增加10倍；输卵管粘连使精卵结合受阻，常引起女性无法怀孕生子，遗憾终身。

 ## 得了妇科炎症需要做检查

女性一旦怀疑自己得了妇科炎症，建议去正规专业医院进行全面详细的检查，千万不要图方便而去非正规诊所就诊。

（1）妇科检查：首先必须做详细的妇科检查，观察外阴部有无红肿、溃疡、皮炎、尖锐湿疣之类。

其次阴道窥视看看有无红肿、溃疡、赘生物，阴道分泌物的颜色、量和气味。宫颈检查要了解宫颈有没有炎症、糜烂等。双合诊或三合诊检查宫颈有无举痛，子宫的大小、形态以及子宫的位置、活动度是否正常，有无压痛。再检查附件大小、形态、活动度、有无包块、压痛。

（2）白带常规化验：了解白带中有无滴虫、念珠菌、加德诺菌及白细胞的数量。

（3）病原菌培养：可做一般细菌培养，包括葡萄球菌、链球菌、大肠杆菌等，还可做假丝酵母菌、淋病双球菌、支原体、衣原体等病原菌培养。

（4）宫颈刮片：是筛查早期宫颈癌的重要方法。故又称"防癌涂片"。目前临床常用巴氏5分级分类法。巴氏I级：正常；巴氏II级：炎症，指个别细胞核异质明显，但不支持恶性；巴氏III级：可疑癌；巴氏IV级：重度可疑癌；巴氏V级：癌。

（5）氨试验阳性：患细菌性阴道病的白带加10%氢氧化钾可发出"鱼腥味"或胺味，对诊断细菌性阴道炎有很高价值。

（6）线索细胞：线索细胞是指细菌性阴道炎患者有许多杆菌凝聚在阴道上皮细胞边缘，在悬滴涂片中见到阴道上皮细胞边缘呈颗粒状或点画状致使模糊不清者即为线索细胞，它是细菌性阴道病的最敏感最特异的征象。

（7）人类乳头状瘤病毒检测：应及早发现和治疗阴道和宫颈的人类乳头状瘤病毒感染。

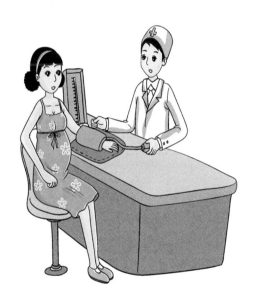

（8）血常规和C反应蛋白：急性炎症时白细胞和中性粒细胞可升高，C反应蛋白升高。贫血者可伴有红细胞和血红蛋白下降。

（9）超声检查：一般的内外生殖器炎症超声通常是无法判断的，除非有盆腔炎性包块，超声检查的目的主要还是为了排除卵巢肿瘤、子宫肿瘤等疾病。

（10）阴道镜：阴道镜检查主要用于观察下生殖道的子宫颈、阴道和外阴病变。由于阴道镜可将病灶放大10～40倍，借以观察肉眼看不到较微小的病变，又可在阴道镜定位下作活组织检查，从而提高阳性检出率，协助临床及早发现癌前病变和癌变。

（11）宫腔镜和腹腔镜检查：能直视宫腔和腹腔内情况，鉴别慢性子宫内膜炎与子宫内膜癌、子宫息肉、子宫黏膜下肌瘤等疾病；鉴别盆腔炎性包块与子宫内膜异位症、附件肿瘤、子宫肿瘤等疾病。

第二章

月经期疾病

女性在月经期间，常常有腰酸、下腹坠胀、周身无力等不适感，身体抵抗力下降，容易患一些疾病。因此，要注意避免受湿或受凉，如雨淋、趟水、冷水洗澡、游泳、寒冷天长时间在野外作业等。过冷刺激会引起月经失调，经常处在潮湿寒冷环境里会造成经血过多、经期延长、或诱发其他疾病。

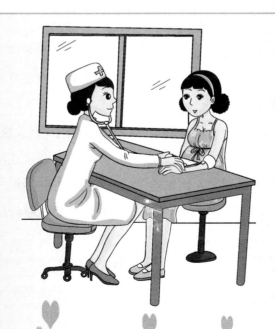

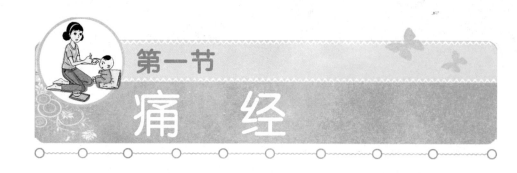

第一节

痛 经

 什么是痛经

痛经，主要指经期前后或行经期间，出现下腹部痉挛性疼痛，并有全身不适，严重影响日常生活。

主要表现为下腹部坠胀，伴有腰酸或其他不适，这可能与激素分泌过多、促使子宫收缩有关。有些女性还可能感到腰痛、腿痛、头痛、乳房胀痛，而且这些症状不易缓解，严重的还会影响正常的学习和工作。痛经的症状一般在月经来潮的前1～2天较明显，以后症状减轻，多数有痛经史的女性在结婚或生育后会自然痊愈。

痛经可能和个人的心理、生理、遗传等因素有关。一般来讲，神经敏感，易紧张，子宫颈较窄，后倾子宫或子宫过度前屈，母亲有痛经史的女性易发生痛经。此外，过度运动或受冷受潮也可能诱发痛经。

痛经分为以下类型：

（1）中医痛经辨证分五种证型：气滞血瘀、寒湿凝滞、湿热瘀阻、气血虚弱、肝肾亏损。

（2）西医痛经诊断分原发性和继发性：

①原发性痛经。经妇科检查，生殖器官无明显器质性病变，多发生于月经初潮后2～3年青春期少女或已生育的年轻女性。

②继发性痛经。生殖器官有明显的器质性病变者，经妇科检查、B型超声显像、腹腔镜等技术检查有盆腔炎、子宫肿瘤、子宫内膜异位病变致痛经。

（3）根据痛经程度可分为3度：

①轻度。经期或其前后小腹疼痛明显，伴腰部酸痛，但能坚持工作，无全身症状，有时需要服止痛药。

②中度。经期或其前后小腹疼痛难忍，伴腰部酸痛，恶心呕吐，四肢不温，用止痛措施疼痛暂缓。

③重度。经期或其前后小腹疼痛难忍，坐卧不宁，严重影响工作、学习和日常生活，必须卧床休息，伴腰部酸痛，面色苍白，冷汗淋漓，四肢厥冷，呕吐腹泻，或肛门坠胀，采用止痛措施无明显缓解。

 ## 导致痛经的因素

到目前为止，由于每个人的痛觉阈值不同，耐受程度差异很大，且缺乏准确测量疼痛程度的客观定量方法，国内外对痛经发病率的报道差别很大。1980年，我国月经生理常数协作组调查71 746名女性中，33.2%有痛经。其中原发性痛经36.1%，继发性痛经31.7%，不明原因32.2%。重度痛经影响生活与工作者13.6%。由此可见，痛经在女性疾患中，是较为普遍发生的疾病。近年报道，女性在19岁以前痛经发

生率明显增高。

1. 与原发性痛经有关的因素

（1）月经初潮发生的早晚：有调查资料证实，原发性痛经程度与月经初潮年龄有明显的相关性。初潮年龄早者痛经发生率较高，同时痛经表现的程度也更为严重。

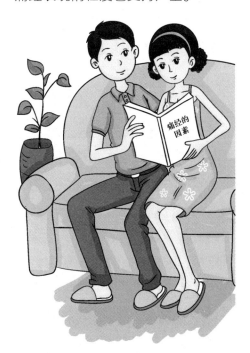

（2）婚姻及生育情况：到目前为止，对于原发性痛经与婚姻之间的关系，仍存在两种观点。大多数人的观点认为，婚姻与原发性痛经发生之间并不存在相关性；但亦有少数人认为，婚姻与原发性痛经之间可能存在一定关系，不少女患者在婚后痛经有所缓解。两种观点均

需大量临床研究加以证实。

（3）可能与经期过度劳累、紧张、寒冷及过敏体质有关。

2. 与继发性痛经有关的因素

（1）经期、孕期、产褥期的卫生注意不够，过早开始性生活；性伴侣多（性开放后），引起炎症。

（2）反复的人工流产手术或宫腔操作，引起粘连炎症。

（3）避孕情况：痛经与避孕工具间存在一定关系，尤其是宫内节育器的安放，常可加重痛经的程度。这可能是宫内节育器放置后，子宫内膜组织前列腺素（PG）生成量增高，导致痛经加重。而避孕药内含有孕激素，孕激素有使子宫平滑肌松弛的作用，故可减轻因痉挛产生的疼痛症状。口服避孕药则会降低原发痛经的发生率及痛经的程度。

（4）月经周期及经期长短的影响：一般痛经的严重程度并不受月经周期长短的影响。但由于痛经本身表现为经期腹痛，故若经期时间较长者往往疼痛持续的时间也长，这在子宫内膜异位症患者中表现最为突出。

（5）其他因素。有报道，肥胖者可能较易发生痛经。也有报道，吸烟者痛经程度往往较非吸烟者严重，而且痛经程度常随吸烟量的增加而增加，这可能是因为吸烟常会造成血管收缩而导致缺血产生疼痛的缘故。

如何区别原发性痛经与继发性痛经

原发性痛经又称为功能性痛经，即未发现患者生殖器官有任何器质性病变，但因某些原因而造成痛经发生。最常见于25岁以下未婚未产的女性，月经初潮排卵周期建立后才出现的痛经。

继发性痛经又称为器质性痛经，主要指因女性生殖器官发生器质性病变而产生的痛经。最常引起继发性痛经发生的妇科疾患有：子宫内膜异位症、子宫肌腺症、子宫黏膜下肌瘤、子宫颈内口或宫腔粘连、颈管狭窄、生殖道畸形、放置避孕环及盆腔炎等。

原发性痛经与继发性痛经有时很难明确区分。如原发性痛经患者，数年后又因合并有生殖器官病变而使痛经加重，此时很难判定疼痛是由原发性痛经还是继发性痛经引起。也有另外一种情况，即原诊为原发性痛经患者，实际患有较轻度的子宫内膜异位症，当以腹腔镜检查时，方明确了疾病而随即诊断为继发性痛经。

总之，原发性痛经与继发性痛经仅仅是痛经的两个类型，两者之间有时很难从临床作出准确的鉴别。

痛经有哪些潜在的危险

1. 导致不孕不育

痛经与不孕的确有着十分密切的关系。临床观察，不孕患者中约有半数以上伴有轻重程度不同的痛经。江苏省中医研究所孙宁栓主任医师，通过大量临床资料的分析后提出，不孕症中伴有痛经者占56％，并发现痛经一旦消除，患者也随即受孕。

2. 容易造成夫妻性生活不和谐

痛经只是子宫异常最明显的外在表现。子宫异常还会使阴道内表层细胞数和分泌液逐渐减少，引起阴道萎缩、干燥不适，产生痛苦的性生活不悦感。据临床统计，60％的痛经女性，婚后易出现性欲低下、性能力差、性生活后盆腔酸胀感、子宫炎等症状，可直接导致夫妻性生活不和谐。

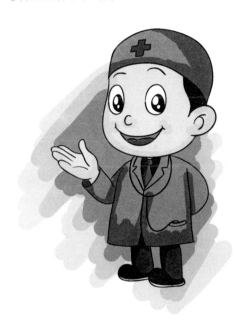

3. 容易给胎宝宝带来危害

专家证实：有5年以上痛经史的女性，其胎儿缺氧的比率是无痛经史女性所孕胎儿的2.65倍！胎儿围产期（指妊娠28周至产后1周）死亡率是无痛经史女性所孕胎儿的4.7倍！因此，专家提醒：为了你未来宝宝的健康成长，准备做妈妈的你一定要提前做好子宫保养工作，预防痛经的发生。

4. 容易诱发多种妇科病

据悉，1/3以上的乳腺增生病由痛经引起，半数以上的子宫炎症与痛经有关！临床观察证实，痛经是子宫气滞血瘀和痰湿相互作用的外在表现，如不予以及时治疗可诱发多种妇科疾病。

5. 导致女性衰老

痛经女性气血失调，体内自由基异常活跃，其衰老年龄比正常女性总体提前5年。尤其是经期痛经女性总是面色灰暗、皮肤干燥，容易形成色斑、痤疮等，成为面部问题的隐形祸首。

因此，痛经患者一定要去专科医院进行全面系统的检查，在排除了相关疾病以后，才能确定为痛经。如果你以前从未出现过痛经，而在近期伴随月经出现了难以忍受的腹痛，而这个月的月经又错后了，对于已婚或有过性生活的女性朋友来说，这时应高度警惕宫外孕的可能，要及时去医院检查，千万不要以为是痛经而服用止痛药，因为如果是宫外孕而服了止痛药会因为掩盖病情而贻误最佳治疗时机，使宫外孕失去早期治疗的机会。

痛经久治不愈为哪般

痛经久治不愈大多源于盲目用药，没有去医院接受正规治疗。其实治疗痛经不单单是药物可以解决的，它与生活方式、饮食习惯、精神因素等密切相关，许多痛经患者久治不愈的原因来自对痛经治疗上的种种误区：

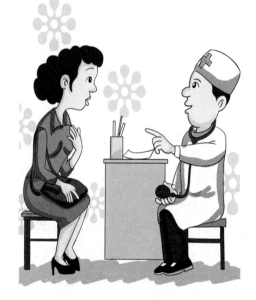

1. 凭经验用药

多种疾病可以引起痛经，如果没有查明病因，势必会造成盲目治疗，不但无法奏效，还会贻误病情。无论患的是哪种痛经，患者都应该在医生的指导下用药，切勿滥服药物，尤其是继发性痛经，假如用药不当可能酿成大祸。即使是同一种生殖器官疾病引起的痛经，也有不同的病因，也可能在用药种类、剂量上有很大差别。如果滥服止痛药物，就会使病情迁延不愈。

由于痛经没有十分快捷有效的治疗方法，在服用药物不能马上奏效的情况下，患者往往没有足够的耐心而放弃药物治疗，尤其是服用中药方面。有些人在月经前几天或月经期间吃几次药，觉得效果不明显就不再服用了。殊不知痛经是一种周期性发作的疾病，在月经周期中不同的阶段会释放不同种类的性激素，它们既相互联系又各自独立地像流水作业一样共同完成一个周期性的循环。也就是说在某一个时段服药不可能达到调理整个周期的作用。

2. 单纯止痛

对于轻微的痛经，许多女性只是每月服1～2片止痛药就可以奏效，而像诸如子宫内膜异位症引起的痛经，是逐月加重的，大量止痛药会产生耐药性，最后，即使服用大量的药物也无法止住疼痛。

3. 忽视生活调理

造成痛经的因素有很多，除了生殖系统疾病引起的痛经外，劳累、不良情绪、运动、寒冷、饮食习惯等，都可引起内分泌失调，导致女性免疫力下降，从而引起痛经。忽视药物以外的调理，常常是治疗痛经的最大误区。

 为什么痛经不可轻易服"止痛药"

痛经是年轻女性的常见经期疾病。一项针对14～25岁的年轻女性所做的调查显示，该年龄段的女性中有高达88％的人有痛经、经期不准、腹胀、腰痛等困扰。然而，很多女孩痛经时常常服用止痛药来止痛，殊不知，如此虽然缓解了来经时的痛苦，却达不到丝毫的治疗作用。妇科专家告诫说，常服止痛药会造成神经系统功能紊乱，从而加重症状，并会由此产生依赖作用，还会产生记忆力降低、失眠等不良后果。

许多女孩都属于原发性痛经。一般从初潮后开始，几乎每月都有，使许多女孩都有一种恐惧感，更加重了痛经的发作，甚至产生恶性循环。因此，女性应学习经期生理卫生知识，消除经前恐惧心理。个人也要注意经期卫生，若月经来时肚子不舒服的话，可用热水袋热敷或喝些生姜红糖茶、玫瑰花茶等暂时缓解。若疼痛一直不能缓解的话，应及时到医院妇科进行检查，以对症下药进行治疗，而不能光靠服用止痛药来消除症状。

痛经不治会致不孕。专家指出，子宫内膜异位症顾名思义为子宫内膜组织生长在子宫腔以外（不包括子宫肌层）其他部位所引起的一种病变。本病的临床症状呈周期性发作，痛经为最常见的临床特征，多呈进行性加剧，疼痛多于经前1～2天开始，经期第一天最为严重，经血干净后逐渐缓解以至消失。子宫内膜异位在盆腔内常引起生殖器官粘连和输卵管阻塞不通，从而导致不孕症，不孕的发病率高达75%。另外，由于异位的部位不同，还会出现性交痛、肠道症状及泌尿道症状。其次为月经失调，常表现为经量增多，经期延长，或周期紊乱。

为什么持续痛经不可大意

痛经很有可能是患上慢性盆腔炎、子宫内膜异位等疾病的报警信号，甚至有一部分人因此致不孕。所以，一旦女性有持续痛经难忍的情况，一定要到医院进行检查，不能掉以轻心！

为什么苗条女性更易患痛经

据调查，体形偏瘦者往往患有子宫内膜异位症。而子宫内膜异位症的主要症状是痛经。

所谓子宫内膜异位，是指生长在子宫内壁上的内膜不在其位，而是"移居"他处。它移到什么部位就会给什么部位带来严重后果，同时也会给性生活带来烦恼。

发生的部位多见于盆腔内、卵巢上，但也可发生在盆腔以外的其他地方，如肺、肝、肾脏及皮肤等，这种情况好发于25~45岁的女性。当子宫内膜异位在子宫肌层，称为子宫肌腺症，过去称之为内在性子宫内膜异位症。

子宫内膜异位症主要症状是痛经、性交痛、不育及月经紊乱。因异位的子宫内膜随内分泌呈周期性变化，每逢月经期间，同样发生出血，但它却不能像月经那样流出体外，而是存留在异位的部位。所以痛经往往从经前1~3天开始，持续到经后数日，且逐渐加重，甚至休克。有的还伴有肛门坠胀、恶心、呕吐、腹泻等症状，痛苦不堪。

异位病灶反复发作，月复一月则形成肿块，其内含陈旧的褐色血液，俗称巧克力囊肿。

由于经血不断积存，向外扩展，刺激邻近组织增生，盆腔粘连，可产生性交痛，夫妻同房受限。异位症可致卵巢功能异常，引起月经紊乱，经期延长，淋漓不尽。

如何治疗功能性痛经

（1）一般治疗：首先劝导患者消除恐惧心理、摒弃思想压力，积极祛除病因，注意起居调养，尤其是在月经期更要注意避免剧烈活动、饮食生冷、精神刺激、夫妻生活等。

（2）解痉止痛药物治疗：这是临床上能够应急的见效迅速的治疗措施。对于一般疼痛较轻者，可适量选用消炎痛、去痛片、颠茄片、延胡索片、阿托品等。对个别痛势严重者，可考虑使用可待因、杜冷丁等药。

（3）对抗前列腺素类药物治疗：随着现代医学对痛经研究的逐步深入，在痛经的治疗方面通过使用对前列腺素有对抗作用的药物，取得了可喜的效果。常用的药物有消炎痛、炎痛静，以及氨苯甲酸类药物（如氟灭酸、甲灭酸等）。以上这些药物能阻止前列腺素的合成，并有拮抗前列腺素的作用。另外，有人利用口服避孕药治疗痛经，也有较好的治疗效果。经实验研究证明，口服避孕药可抑制前列腺素F_{2a}的合成与释放，从而达到治疗痛经的目的。

（4）内分泌激素治疗：可供治疗痛经使用的内分泌激素主要有3类。

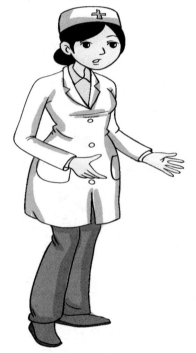

①雌激素。雌激素制剂的种类很多，有天然雌激素（甾体类激素）和合成雌激素（非甾体类激素），有长效、短效等。常被临床使用的主要是人工合成雌激素己烯雌酚，可自月经来潮后第五天开始，每天服用0.5～1.0毫克，20日为1个疗程。连用2～3个月经周期。主要适用于子宫发育不良的痛经患者。

②孕激素。女性在不同的生理

时期，孕激素的来源也不同。在月经前半期主要来自肾上腺，排卵后黄体产生较多的孕激素，妊娠期除黄体继续产生孕激素外，更主要的是来源于胎盘。一般每日口服妊娠素60毫克，分2～3次服。从经前第四天开始服药，至行经后1～2天停药；也可在月经来潮后的第21天开始肌内注射黄体酮，每日20毫克，连用5天。通过补充孕激素，使雌激素与孕激素重新恢复平衡，使月经期的子宫内膜得以按正常变成碎片状剥脱。此类激素主要适用于治疗膜样痛经。

③避孕药。避孕药可使体内激素水平发生变化，可抑制排卵，改变子宫颈黏液性状及子宫内膜的周期。可于月经周期的第五天开始，每日1次口服短效避孕药，连服20～22天，服用2～3个月经周期后可考虑停药。

（5）手术治疗

①扩张宫颈及刮宫术：对于宫颈管狭窄的患者，用器械扩大以后可有利于经血顺利排出，以减轻或缓解疼痛。这一手术特别适用于已婚不孕的痛经患者，因同时可将所取子宫内膜进行病理检查，借以了解卵巢功能情况及内膜有无器质性

病变。据统计约有1/4的病例可获痊愈。

②子宫悬吊手术：子宫后倾后屈，经采取一些治疗措施而效果不满意者，可行子宫悬吊术。纠正子宫位置后，有利于经血流通，从而缓解疼痛。特别是一些婚后不孕的子宫后倾后屈患者，采用子宫悬吊术，有助于怀孕。

③骶前神经切除术：本手术的有效率不是很高，而且术后容易引起月经过多，故很少有采用本法治疗者。

 如何治疗器质性痛经

器质性痛经绝大多数是继发性痛经，能导致器质性痛经的常见因素是慢性盆腔炎、盆腔结核、子宫内膜异位症等。

（1）慢性盆腔炎：慢性盆腔炎所致痛经的治疗，首先要注意休息，讲究卫生，改善营养，加强锻炼，树立彻底治愈疾病的信心。常采用的治疗措施有：

①全身用药。主要使用抗生素，在使用抗生素的同时加用肾上腺皮质激素可增强疗效。还可以用胎盘组织液或胎盘球蛋白等肌内注射，以提高机体抗病能力，促进局部炎症吸收。另外使用孕激素，如黄体酮、安宫黄体酮等药，也有一定疗效。

②局部用药。慢性盆腔炎由于长期炎症刺激，器官周围易于发生粘连，抗菌药物不易进入病变组织，而局部用药则可有效地弥补全身用药的这一不足，可以将已选定的药物进行侧穹隆封闭、宫腔注射等。

③物理治疗。理疗的方法与种类很多，如超短波、远红外、音频等，这些治疗措施可促进血液循环，缓解组织粘连，改善局部营养，有利于炎症消散。

④手术治疗。手术治疗应根据具体情况，严格掌握适应证，酌情施行子宫及双侧附件切除术。本治疗方法主要适用于年龄在40岁以上，已无生育要求，并且病程迁延，久治不愈，严重影响工作与学习，妇科检查有较大的炎块或积水，其肿块直径在6厘米以上者。

（2）盆腔结核：盆腔结核亦属炎性反应，但有它的特异性，治疗一般采取以下措施：

①一般治疗：生殖器官结核与

其他器官结核一样，机体抵抗力的强弱对控制疾病的发展，促进病灶的愈合，防止日后复发等，均起着重要作用。所以患者要注意饮食起居的自我将息调摄，对因生殖器官结核而引起不孕者，更要注意精神情绪的调节，以提高机体对疾病的抗御能力。

②抗结核药物治疗：抗结核药多为抗生素或合成药。其作用主要在于破坏或干扰结核杆菌的代谢过程，从而抑制其生长、繁殖及毒素的形成。最常用的异烟肼、链霉素、利福霉素类及吡嗪酰胺为杀菌剂，其他如对氨基水杨酸、乙胺丁醇等皆属抑菌剂。临床上一般坚持联合、规则和全程用药。现在多数主张分强化（1～3个月）和巩固两个阶段治疗。总疗程一般不少于1年。由于生殖器官结核病变具有慢性和复发性倾向，治疗效果随机体反应性、细菌毒力和化学药物作用而异。治疗时间过短，复发率很高，治疗时间过长，结核杆菌就易形成耐药菌株。为了推迟耐药菌株的产生，提高治疗效果，在治疗初期可以将链霉素、异烟肼和对氨基水杨酸三药联合应用，一般情况下

即使有耐药菌株存在，联合用药的办法也会有治疗作用。倘若常用的抗结核药物已产生耐药时，则可应用无耐药的药物，如利福平、卡那霉素、乙胺丁醇等药继续治疗。

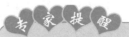

专家提醒

手术治疗不是首选的治疗措施。但对于由结核因素造成的急性输卵管积脓、卵巢脓肿等经抗结核药物治疗无效或治疗后又复发者；更年期或更年期以后生殖器结核，但无其他活动性结核者；有继发性感染、盆腔炎症反复发作，盆腔脏器严重受累者；月经血细菌持续阳性或月经过多，久治不愈的结核性子宫内膜炎；久治不愈的结核性瘘管等，可考虑子宫及附件全部切除术。需要注意的是，术前必须进行抗结核药物治疗，以免因手术致使结核活动及扩散。

（3）子宫内膜异位症：子宫内膜异位症的治疗原则是根据患者的症状，病灶的部位、范围，年龄，对生育的要求，以及是否并发其他妇科疾病而定。现代医学的具体治

疗方法如下：

①合成孕激素：可用炔异诺酮、炔诺酮、甲地孕酮、氯地孕酮、安宫黄体酮等药物做周期治疗，使异位的子宫内膜退化。一般从月经周期第6天开始至第25天，每日1次口服上述药物当中的一种5~10毫克，疗程视治疗效果而定，此法可抑制排卵。若希望生育者，可以从月经第16天开始服至第25天，每日1次用炔异诺酮或炔诺酮10毫克。这样既可控制子宫内膜异位症造成的痛经，又不至于影响排卵。

此外，还有人主张应用大剂量合成孕激素3~10个月，造成假孕状态，使异位的子宫内膜组织产生脱膜反应，继之坏死，最后被吸收而消失。应用剂量应由小逐渐加大，在预计月经来潮前1周开始，服甲地孕酮每次4毫克，每日2次，连服1周；第二周每次4毫克，每日3次；第三周每次8毫克，每日2次；第四周以后逐渐增加剂量至20毫克，每日1次。或服炔异诺酮或炔诺酮5毫克，每日1次；第二周继之10毫克，每日1次；第三、四周15毫克，每日1次；第五、六周20毫克，每日1次；第七、八周30毫克，每日1次；

第九、十周40毫克，每日1次，直至症状及体征改善或缓解为止。假孕疗法至少应持续3个月，最长可达2年，这种疗法约有80％的患者确能显著改善其症状及体征，但也有约20％的患者在治疗后半年又有复发。

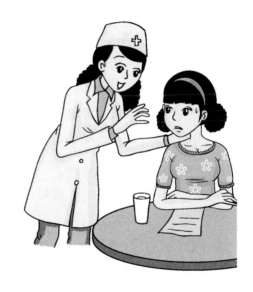

②睾酮：对子宫内膜异位症也有一定疗效。剂量应随着耐受量而定，开始剂量可为10毫克，每日2次。于月经周期后2周开始，口含化内服，这一剂量很少有影响周期及发生男性化的不良反应。但要达到止痛目的，常需持续几个周期。此后可减少用量，再持续治疗一个时期后，停药观察。如能妊娠则本病即可治愈。也有口服甲基睾酮10毫克，每日1次，或肌内注射丙酸睾酮

25毫克，每周2次，6~8周为1个疗程。2个疗程之间，至少停药4周。这一治疗方法，可引起月经延迟、月经量减少甚至闭经，但停止治疗后均可以恢复。

③手术治疗。手术治疗是有效的治疗方法。对药物有反应或药物治疗无效者可实施手术治疗。

④放射治疗。病灶位于肠道、泌尿道或盆腔结缔组织等处不宜进行手术，或内分泌治疗效果不好，或接近绝经期的复发病例，或患者身体情况差，或其他原因如过于肥胖，对手术有很大顾虑等，也可采取放射治疗，造成人工绝经。一般用宫腔镭疗或钴-60放射治疗，能破坏卵巢功能，使异位内膜萎缩。

另外，还有不少疾病也可继发形成器质性痛经，其治疗的关键就在于治疗原发疾病，只要治愈了诱发痛经的原发病症，其痛经亦就会自行缓解或消失。

🍀 中医是怎样辨证施治的

（1）气血虚弱型：表现为经后小腹隐痛，喜按，神疲乏力，面色不华，舌淡，脉细弱。治则：补气益血，调经止痛。

方1：圣愈汤加减。党参、黄芪各15克，熟地黄、当归、白芍各10克，鸡血藤18克，香附、枳壳各9克。胸胁乳房胀痛，加川楝子、柴胡各6~10克；头晕心悸、睡眠差，加酸枣仁、柏子仁各10克；腰膝酸软，加续断、桑寄生、菟丝子各15克；畏冷喜热熨，加艾叶、附片各6克。水煎服，每日1剂。

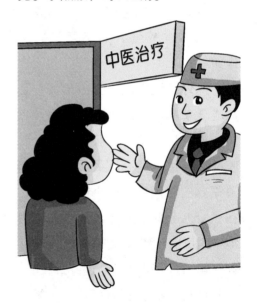

方2：十全大补汤加减。人参（另煎）10克，黄芪、当归、白芍、熟地黄各15克，茯苓、白术、川芎各10克，肉桂（后下）、炙甘草各5克。水煎服，每日1剂。

（2）气滞血瘀型：表现为经前

或经间少腹痛，经前烦躁易怒，两胁胀痛，少腹痛拒按，经行不畅，经色紫黑，舌质暗，舌下静脉青紫血瘀，脉弦。治则：理气活血，化瘀止痛。

方1：失笑散合夺命散化裁。生蒲黄（包煎）30克，炒五灵脂、乳香、没药、三棱、莪术、生山楂各15克，青皮10克，血竭（分冲）3克。水煎服，每日1剂。

方2：调经止痛饮。丹参15克，乌药9克，川芎6克，当归10克，桃仁、红花、醋香附、延胡索、赤芍、泽兰、川牛膝各10克。水煎服，每日1剂。

（3）寒湿凝滞型：表现经前经期小腹冷痛，拒按，喜温，经量少，色黯黑有块，苔白腻，脉沉紧。治则：温寒化湿，理气止痛。

方药：少腹逐瘀汤。肉桂（后下）、小茴香各5～10克，干姜、延胡索、当归、川芎、没药、赤芍、苍术、茯苓各10克，五灵脂、蒲黄（包煎）、薏苡仁各15克。四肢冷凉，经血下如黑豆汁，白带量多者，加附子（先煎）6克，吴茱萸9克；气滞偏盛，冷痛作胀者，加香附9克，乌药6克；恶心呕吐者，去

没药，加陈皮9克，法半夏9克，藿香9克；血块多者，加桃仁6克，水蛭9克，益母草12克；下焦阳虚，腰部冷痛者，加补骨脂、续断、狗脊各10克；少腹痛甚者，加沉香（先煎）9克，罂粟壳6克。水煎服，每日1剂。

（4）湿热阻滞型：表现为经前小腹灼痛拒按，或伴腰骶胀痛；或平素小腹时痛，经来加剧。经色黯红，质稠有块，低热起伏，带下黄稠，小便短黄，舌红苔黄腻，脉弦数或濡数。治则：清热利湿，化瘀止痛。

方1：清热调血汤加减。生地黄、红藤、败酱草、薏苡仁各15克，当归、白芍、川芎、红花、桃仁各12克，香附、延胡索、牡丹皮各10克，黄连、莪术各6克。水煎服，每日1剂。

方2：解毒四物汤加减。当归、白芍、川芎、栀子、连翘、黄连、黄芩、黄柏各10克，生地黄、牡丹皮、香附、椿根皮各15克，甘草5克。身热者，加柴胡9克，金银花12克；腹痛有块者，加红藤10克，莪术9克，鳖甲（先煎）6克；黄带臭秽者，加败酱草15克，车前草10克。水煎服，每日1剂。

（5）肝肾亏损型：表现为经

后少腹痛，月经量少，经色黯淡，质稀薄，头昏耳鸣，腰酸腿软，潮热，苔薄白，脉沉细或虚弦。治则：滋补肝肾，调经止痛。

方药：调肝汤加减。当归、白芍、山萸肉、巴戟天、阿胶、枸杞子、熟地黄各12克，乌药、延胡索各9克，艾叶、炙甘草各6克。若腰骶痛，加续断、杜仲各15克；胸胁胀痛，加川楝子、郁金各9克；潮热，加鳖甲15克，青蒿、地骨皮各9克。水煎服，每日1剂。

（6）虚寒涩滞型：表现为经期或经后小腹冷痛，喜按，得热痛减，经量少，经色黯淡，腰膝酸软，小便清长，舌淡苔白润，脉沉。治则：温经散寒，养血止痛。

方药：温经汤加减。党参、当归、白芍各15克，川芎、牡丹皮、小茴香、乌药、延胡索各9克，桂枝、吴茱萸各8克，附子、艾叶各6克。腰酸膝软，加杜仲、补骨脂各10克。每日1剂，水煎服。

痛经常用的体育疗法

治疗痛经的方法有服中药、西药，以及针灸、推拿等。如能结合体育疗法，并经常坚持，则效果更加显著，下面介绍几种体育疗法：

（1）侧身碰墙：在离墙或树约一尺半的地方，侧身站立，抬起一个胳臂，和肩一样平，肘部弯曲，用前臂和手掌贴在墙上或树上，另一手叉腰，用力把近墙边的胯部靠拢墙或树，这样每天练几十回。两侧交替做。尤其月经疼痛时这样做更好。

（2）小腹贴墙：站在离墙或树一尺半的地方，面对着墙两手在胸前互抱，抬起来和肩平。先让小腹尽量去贴墙或树，然后再离开，如此反复做30下。

（3）叉腰摆腿：两手叉腰，一腿站稳，另腿先前后摆动20下，再左右摆动20下，两腿交替进行，幅度先小再大，先慢后快。

（4）深膝蹲运动：两手叉腰，两腿下蹲。下蹲时全放松，站立时肛门极力收缩内提，如此反复做30下。

（5）叉腰转胯：两手叉腰，两脚分开与肩同宽，先用两胯左右旋转20下，再前倾后仰30下。

（6）伸臂抬脚：两脚分开与肩同宽，两臂伸直侧举至头上方，同时深吸气和抬起脚跟，然后两臂自身前下落，同时深深呼气，脚跟落下。如此呼吸6～7下。注意深吸气时一定要抬起脚跟。

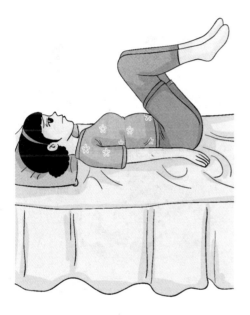

（7）伸腿抬臂：仰卧床上，两腿伸直抬起，两手扶床，帮助臀部尽可能抬高，两腿尽量向上翘，维持两分钟后放下。每天早晚两次，在来月经前做较好。每次做20～30下。

（8）膝胸卧位：特别是身体虚弱的女性，多数有子宫后倾位。坚持练膝胸卧位矫正子宫位置，也有助于调节盆腔压力，解除盆腔淤血。

（9）转动腰臀：两脚同肩宽站在地上，两手叉腰，拇指在后，两膝微屈，腰胯放松，腰部自左向前向右向后转动，每次转动10～20下，每日2次。

（10）按摩小腹部：仰卧床上，先将两手搓热，然后将两手平放在小腹部，先上下按摩，再左右按摩，最后转圈按摩，直至局部发热为止，每日早晚2次。

 ## 痛经患者如何科学护理

据统计，除了继发性疾病引起痛经外，多数人的痛经都是原发性的。专家提示，如果是原发性痛经，女性朋友可以采取如下护理方法：

（1）正确认识月经，消除对月经的紧张、恐惧心理，解除思想顾虑，心情要愉快。可以适当参加劳动和运动，但要注意休息。

（2）平时要加强体育锻炼，尤其是体质虚弱者。还应注意改善营养状态，并要积极治疗慢性疾病。

（3）注意并讲究经期卫生，经前期及经期少吃生冷和辛辣等刺激性强的食物。

（4）疼痛发作时可对症处理，口服去痛片，也可服用阿托品片及地西泮（安定）片，都可缓解疼痛。另外，喝一些热的红糖姜水也会收到良好效果。

（5）经前期及经期少吃生冷辛辣食物，不要受凉，否则会加重痛经。可喝一些热的红糖姜水会收到良好效果。下腹部放热水袋，改善盆腔血液循环，利于疼痛减轻，但注意不要烫伤腹部。

（6）生活上注意调理，做到有规律。该睡则睡，该吃则吃，劳逸结合，保证充足的睡眠时间，有利于身体健康和改善脑神经疲劳状态。工作、学习负担过重的，可适当减轻。

专家指出，痛经有可能是患上慢性盆腔炎、子宫内膜异位等疾病的报警信号，千万不能掉以轻心，一旦有痛经发生，要首先去医院检查治疗。

 远离痛经要做好5件事

专家提示，女性由于经、带、胎、产的特殊生理现象，很容易导致生殖系统疾病的侵害而发生痛经。对于有些女性来说，自从月经初潮开始，痛经就一直困扰着她，每次快来月经的时候就开始担心这次会痛成什么样。其实平时注意个人卫生保健，是预防痛经的有效措施。

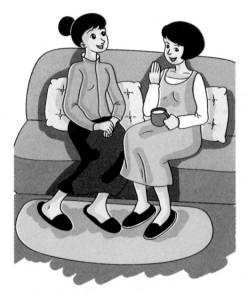

1. 了解月经卫生知识

月经的来潮，是女性进入青春期的标志，然而有些女性由于对月经出血现象缺乏了解，会产生不必要的恐惧、紧张与害羞等心理变化。这些不良的心理变化过度持久地刺激，则易造成气机紊乱、血行不畅而诱发痛经。因而女性朋友要多学习一些有关的生理卫生知识，解除对月经产生的误解，消除或改善不良的心理变化，是预防痛经的首要问题。

2. 积极做好五期卫生保健

女性月经期、妊娠期、产褥期、哺乳期、更年期的卫生保健总称为五期卫生保健。在这5个时期，女性抗御疾病的能力降低，易于导致疾病的侵害而发病。认真做好五期卫生保健，对于预防痛经有着重要意义，特别是一些继发性痛经患者，往往是由于五期卫生保健工作没做好而造成的。在这五期中，无论是个人卫生，还是饮食起居、情志调养、劳动锻炼等，都要恪守一定的保护措施，才不会导致妇科病，从而保证身体健康。

3. 锻炼身体增加免疫力

经常参加体育锻炼，能增强体质，减少和防止疾病的发生。女性经常地参加一些体育锻炼，对于预防和治疗月经期腹痛也是有一定益处的。

4. 积极治疗原有妇科病

积极正确地检查和治疗妇科病，是预防痛经的一项重要措施。如月经期应尽量避免做不必要的妇科检查及各种手术。若行放环、通液术，以及妇科检查等，均应在月经干净后3～7天内进行，这样可防止细菌上行感染；在行剖宫产、子宫切开术时，缝合肌层，缝线不要穿过子宫内膜，避免造成子宫内膜异位。一旦发现自己患有妇科疾病，要做到积极治疗，以祛除引起痛经的隐患。

预防痛经，要从月经初潮之前开始积极进行，直至绝经之后方可避免痛经的发生。特别是中年女性，不要错误地认为自己没有痛经病就放松警惕，这一阶段多是继发性痛经的高发病阶段，必须注意个人卫生，正确采取预防措施，如果发生痛经病后就要积极进行检查和治疗，不可等闲视之，以免贻误最佳治疗时机。

5. 生活起居要有一定规律

女性由于特殊的生理现象，在生活与起居、劳作方面必须要合理安排，有一定的规律。不宜过食生冷，不宜久居寒湿之地，不宜过劳或过逸等，尤其是月经期更要避免淋雨涉水、寒冷刺激、剧烈运动和过度精神刺激等。

家庭如何护理痛经患者

这里所说的护理，主要是指痛经患者的家属对患者的护理、照顾，以帮助患者度过月经期，促使患者尽早康复和减轻痛苦。对于专业医护人员对痛经患者的护理，在此不作详述。

（1）避免精神刺激：喜怒忧愁，人皆有之。然而痛经患者由于疾病的原因，其情绪易于激动，稍遇外界刺激，就常常出现烦躁、发怒、恐惧、紧张、忧思等心理变化。所以，患者家属应当给患者创造一个良好环境，避免对患者造成精神刺激，要善于观察患者的心理变化情况，对其进行劝说开导，以保持良好的心理状态。特别是对初潮痛经的青春期女孩，还要介绍有关的月经生理卫生知识，使其知道这一生理现象，消除思想上的顾虑和恐惧、羞涩等不良心理活动。

（2）合理安排饮食：合理安排饮食是患者家属应当着重进行的护理方法之一。由于女性特殊的生理现象，以及痛经的发病机制所决

定，进食不合理，特别是过食生冷等往往是造成寒凝胞宫，引起和加重痛经的原因之一。

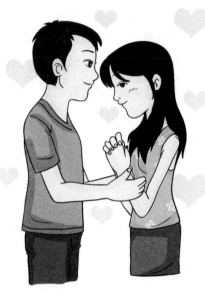

（3）防止寒湿为患：护理痛经患者，要结合四季气候变化的特点进行。月经期患者抗御寒湿的能力减弱，在气候寒冷的季节要注意为患者保暖。在痛经发作时，有的患者往往感到小腹部发凉，周身寒冷，可用热水袋热熨小腹部。在气候炎热潮湿的夏季，要为患者勤换洗衣服，勤晒被褥，不要让患者居于潮湿之地。并要防止淋雨涉水，用冷水洗澡等。

（4）督促配合用药：由于传统封建意识的影响，有好多女青年患病之后羞于启齿，不愿去医院诊

治，有的中年女性认为痛经不是什么大病，也懒得去医院检查治疗。在这种情况下，作为患者的亲人要督促、劝说，或陪伴患者尽早去医院检查治疗，合理用药，以早日减轻或解除患者痛苦。

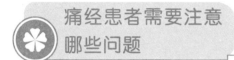

痛经患者需要注意哪些问题

（1）注意预防：采取如下预防措施，可减少甚至避免痛经发生：①积极参加体育锻炼。②平时应注意卫生，保持外阴清洁，防止病原体侵入。③采取避孕措施，尽量避免多次人工流产对宫颈的机械性损伤。④经期、产后恢复期应避免过早过性生活。⑤月经期应防止精神紧张，避免过度劳累，保持心平气和。⑥注意饮食合理均衡，避免刺激性食物，避免暴饮暴食。

（2）注意检查：要定期进行妇科检查，以便及时发现一些妇科疾病。一些生殖器官病变早期可能没有症状或症状比较轻微，如子宫肌腺症约有30％无任何临床症状；一些先天性生殖器官畸形早期也可能没有症状。

（3）注意及时就医：有以下情况一定要及时去医院就诊：①出现痛经症状尽早到医院检查，尤其出汗、肢冷、面色青紫等伴随剧烈疼痛时，应查明原因。痛经严重时，最好能卧床休息半天，以减轻腹痛。②青春期周期性腹痛，但并没有经血来潮，有时伴有排尿困难的症状，应提高警惕，排除处女膜闭锁等疾患。③青春期后有严重痛经，不要自行服止痛药或中药治疗，必须经过妇科检查以排除阴道纵隔、残角子宫、双子宫等。

（4）注意正确就医：无论找西医、中医，都应该去正规的医院，最好是专科医院。妇科手术应找有经验的医生，使自己获得专业治疗，从而避免医源性感染、损伤。有些原发疾病非常顽固，但只要坚持治疗，就能缓解症状，甚至痊愈。

（5）注意家庭护理：痛经患者一般会伴有烦躁不安、抑郁等情绪，不利于治疗。家人要多给予照顾，帮助她缓解精神压力，积极配合治疗。另外，家人还需合理安排好患者的饮食，营养要均衡、不食用刺激性食物、不吃得过饱。

（6）注意安全用药：处方药要在医生指导下服用。非处方药一定要看清用法说明，注意观察效果。不要长期用一种药。止痛应避免服用麻醉性药物。

（7）注意不轻信偏方：偏方、秘方一定要有依据，否则不能相信。对于没有通过国家药品审评委员会审定的药物不要用。

（8）注意防止痛厥：痛经患者在经行期间突然昏倒，称为经行昏厥，有的还伴有四肢冰冷，属中医的"痛厥"。有过痛经严重发作的患者，可自备"半夏末"或"皂荚末"，待经行有发生痛厥先兆时即自行使用，可有效地防止痛厥的发生。

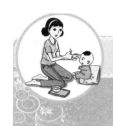

第二节
月经不调

 怎样区别月经的正常与异常

月经是指胞宫周期性出血的生理现象。又称为月事、月水、月信等。女子一般在14岁左右，月经即开始来潮，到49岁左右则自行闭止，历时约35年。在此岁月中，除去妊娠及哺乳期以外，经血通常是一个月来潮1次，因而称为月经。

月经应该有正常的周期、经期、经量、经色和经质。月经的周期及经期均从经血来潮第一天算起，两次月经相隔时间为周期，一般为28天，偶尔提前或延后时间不超过7天者仍可视为正常，故正常的月经周期不应少于21天，也不能超过35天。经期是指经血来潮的持续时间。正常者应为3～7天，一般为4～5天。经量是指经期排出的血量，一般总量为50～100毫升。由于个人的体质、年龄及气候、地区和生活条件的不同，经量有时略有增减，均属正常生理范畴。经色是指月经血的颜色，正常经血一般为红色稍黯，开始色较浅，以后逐渐加深，最后又转为淡红色而干净。经质是指月经血的性状，正常情况下经质不稀不稠，不易凝固，无明显血块，无特殊气味。

如果临近月经来潮之前或经行初期，伴有轻微的小腹胀痛或腰部酸痛，或乳房轻微作胀，或情绪不太稳定等现象，但不影响工作与生活，月经来潮后或干净后便自然消失者，这是常有的生理现象，一般不需做任何治疗。有的青年女子，在月经初潮后的头一两年之内，月经不能按时来潮，或提前或延后，甚或停闭数月，这些女子只要无明显全身证候，待身体发育成熟后，自能逐渐正常。还有一些绝经期前后的女性，常会出现月经紊乱，其周期、经期、经量，以及经质都不甚正常，情绪也表现得不太稳定，只要是对生活与健康没有危害，一般也不作病态而论。

此外，有少数女性，身体无特殊不适，而定期2个月或3个月，甚至1年，月经来潮1次者，古人分别将定期2个月月经来潮1次者称为"并月"；3个月月经来潮1次者称为"居经"；1年1行者称为"避年"。也有极个别的女性，终生没有月经来潮，但又不影响正常生育者，古人称之为"暗经"。还有的女性在怀孕早期，仍按期有少量月经来潮，但对胎儿无不良影响，古人称之为"激经"，这都属于个别现象。

怎样知道自己得了月经病

（1）从时间上来看：如果月经提前或推后1周，而无其他不适，

仍属正常月经；月经来潮后一般在3～7天内干净也是正常的；但是如果平时月经很正常，无其他明显的特殊诱因，出现月经超前或推迟7天以上，应考虑是否月经先期、月经后期或月经先后不定期等病变。

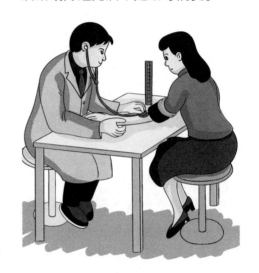

（2）从经血量的多少来看：经量一般在50～100毫升，如果每次月经量少于50毫升或超过100毫升，应考虑为月经过少、月经过多、崩漏等病变。

（3）从月经的颜色来看：正常的经血应是暗红色的，如果是鲜红色、紫红色或淡黄、咖啡色均属不正常，应考虑是否因气滞、血瘀、血热等病因诱发月经病。

（4）从月经的性状来看：正常的月经稍带黏性，并夹有少许子宫内膜碎

片及小血块。如果月经血又黏又稠，或清稀如水，或夹有较多血块，应注意是否有子宫肌瘤、贫血等病证。

（5）从自身不适的程度来看：一般正常的月经可有一些不适，但如果症状较明显，如痛经、经前水肿、经行情志异常等，均属病态，应及时求医。

什么是月经不调

月经失调是指与月经有关的多种疾病的总称，包括月经的周期、经量、经色、经质的改变，或伴随月经周期前后出现的某些症状为特征的多种疾病。月经是女性一种正常的生理现象，由于受体内外各种因素影响，因此每个人的月经表现形式也不尽相同，而且由于病理原因，常常表现为月经异常。

中医妇科中月经失调的含义有广义与狭义之分，广义的月经失调，泛指一切月经病；狭义的月经失调仅仅指月经的周期、经色、经量、经质出现异常改变，并伴有其他症状。本书以月经周期的异常作为本病的主要症状介绍，而经期的异常往往会伴有经量、经色、经质

的异常，应当全面分析。

西医学认为，月经受垂体前叶和卵巢分泌的激素的调节，而呈现周期性子宫腔流血。如丘脑下部—垂体—卵巢三者之间的动态关系失于平衡，则导致其功能失常而产生月经不调。

月经不调有哪些症状

月经失调可分为月经先期（经早）、月经后期（经迟）、月经先后无定期（经乱）。

（1）月经先期：为月经周期提前7天以上，甚至10余日一潮。兼见月经量多，色深红或紫，质黏稠，伴面红口干，心胸烦热，小便短赤，大便干燥，舌红苔黄，脉数者，为实热证；月经量少或量多，色红质稠，两颧潮红，手足心热，舌红苔少，脉细数者，为虚热证；月经量多，色淡质稀，神疲肢倦，心悸气短，纳少便溏，舌淡，脉细弱者，为气虚证。

（2）月经后期：为月经推迟7天以上，甚至40～50日一潮。兼见月经量少色暗，有血块，小腹冷痛，得热则减，畏寒肢冷，苔薄

白，脉沉紧者，为寒实证；月经周期延后，月经色淡而质稀，量少，小腹隐隐作痛（痛经），喜暖喜按，舌淡苔白，脉沉迟者，为虚寒证。

（3）月经先后无定期：为月经或提前或错后，连续2个月经周期以上，经量或多或少。兼见月经色紫黯，有块，经行不畅，胸胁乳房作胀，小腹胀痛，时叹息，嗳气不舒，苔薄白，脉弦者，为肝郁证；经来先后不定，量少，色淡，腰骶酸痛，头晕耳鸣，舌淡苔白，脉沉弱者，为肾虚证。

（4）月经量过多：月经量较以往明显增多，但周期基本正常者。

（5）月经量过少：月经周期基本正常，经量明显减少，甚或点滴即净或经期缩短不到2天，经量也少者。

（6）经期延长：月经周期基本正常，行经时间超过7天，甚或淋漓半月才净者。

（7）崩漏：非经期，子宫大量出血或淋漓不断。

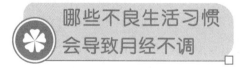

哪些不良生活习惯会导致月经不调

许多女性发生月经失调后，只是从子宫发育不全、急慢性盆腔炎、子宫肌瘤等妇科疾病去考虑，而忽视了子宫之外的原因。殊不知，许多不良习惯因素也可能导致月经失调，这其中就包括节食。

1. 过度节食

医学研究证明，少女的脂肪至少占体重的17％，方可发生月经初潮，体内脂肪至少达到体重22％，才能维持正常的月经周期。过度节食，由于机体能量摄入不足，造成体内大量脂肪和蛋白质被耗用，致使雌激素合成障碍而明显缺乏，影响月经来潮，甚至经量稀少或闭经，因此，追求身材苗条的女性，切不可盲目节食。

2. 情绪异常

长期生闷气、精神压抑或遭受重大精神刺激和心理创伤，都可导致月经失调或痛经、闭经。这是因为月经是卵巢分泌的激素刺激子宫内膜后形成的，卵巢分泌激素又受脑下垂体和下丘脑释放激素的控制，所以无论是卵巢、脑下垂体，还是下丘脑的功能发生异常，都会影响到月经。

3. 过度劳累

女性经期不可过度劳累，因为

劳则气耗，气虚则血失统摄，容易造成月经过多、经期延长，甚至崩漏。

4. 滥用药物

滥用或经常大量使用抗生素，对女性而言，可导致月经失调、不排卵、闭经等，这可能是药物抑制和伤害了人自身的抵抗力，导致了机体功能障碍。

5. 寒冷刺激

据研究，女性经期受寒冷刺激，会使盆腔内的血管过分收缩，可引起月经过少甚至闭经。因此，女性日常生活应有规律，避免劳累过度，尤其是经期要防寒避湿。

6. 嗜好烟酒

烟雾中的某些成分和酒精可以干扰与月经有关的生理过程，引起月经不调。在吸烟和过量饮酒的女性中，有25％～32％的人因月经不调而到医院诊治。每天吸烟1包以上或饮高度白酒100毫克（1两=50毫克）以上的女性中，月经不调者是不吸烟喝酒女性的3倍。故女性应不吸烟、少饮酒。

 ## 怎样用西医疗法治疗月经不调

西医治疗月经不调的药物有克罗米酚，于月经第5天开始，每晚50～100毫克，口服，连用5日；也可于月经周期第5日开始服用己烯雌酚，每日0.25～0.5毫克，分2～3次，口服，连用20日；因甲状腺功能低下引起者，可用甲状腺素片，每日0.03克，分2～3次，口服；黄体萎缩不全者，可用安宫黄体酮，每晚8～12毫克，口服，经前7日开始，共5次。

针对不同症状的不同治疗如下：

（1）流血量过多：非正常大量出血。其原因：子宫肌瘤——一种生长在子宫壁上的良性增生，在

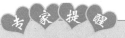

现代人的生活离不开手机、电脑、电炒锅、吸尘器、电冰箱等电器。但许多女性却不知道，各种家用电器及电子设备在使用的过程中均会产生不同的电磁波。这些电磁波长期作用于人体会影响女性的内分泌和生殖功能，从而导致内分泌紊乱，引起月经失调。

女性中比较常见。大约每4位女性中就有一位子宫肌瘤患者，而肌瘤的体积小至豌豆大至西瓜不等。有时，由于某种未明原因，女性在30多岁或刚刚进入40岁的时候，会经历1～2年行经流血量过多的过程，然后不需任何治疗便可自行恢复到原来正常的流血量。另外，女性在进入围绝经期之前，由于激素分泌异常，也可能引起月经流血量过多。就医时机：正常的月经量一般为50~100毫升左右，超出100毫升叫月经过多。如果行经期间需要每1～2个小时就更换1次卫生巾或卫生棉条，那么最好尽快去看医生。某些通过控制激素来达到避孕目的的药品，如口服避孕药或雌激素，可以帮助减少流血量。如果是子宫肌瘤造成的行经过量，如肌瘤直径小于5厘米者，可观察及对症治疗；如肌瘤直径大于5厘米者，则建议手术将子宫肌瘤彻底切除。

（2）经期过长：行经不断或结束不彻底。可能原因：一般情况下，女性生理期应该为3～7天，但是偶尔也可能延长。这种情况通常出现在卵巢未排卵的情况下，快要

进入围绝经期的女性最容易出现这种症状。专家指出，如果女性未正常排卵，体内就无法产生足量的黄体酮以使女性在正常的时间内结束行经。其他的原因包括感染和甲状腺素分泌不足。就医时机：如果连续3个生理期行经时间都超过一周，就应该去看医生。如果是甲状腺素分泌不足的问题，可以在医生的指导下进行一些药物治疗。

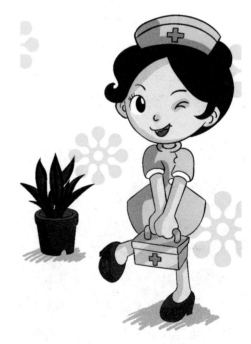

（3）行经周期过短或次数过于频繁：可能原因：甲状腺素分泌不足也可能缩短女性行经时间，继而引起行经次数过于频繁。一般来

说，正常的行经周期在23～35天，21天也属于正常范围。超过45岁的女性出现这种问题通常是由于更年期的原因。随着年龄的增长，女性体内促卵泡激素的分泌量会随之增加，从而阻碍卵子的正常排放。在这种情况下，卵巢就会提前排卵，缩短女性生理周期。就医时机：当生理周期少于21天时，应考虑及时就医。含有激素成分的口服避孕药、雌激素等有助于间隔行经时间或减少月经流量，帮助减轻生理周期过于频繁的困扰。同时，甲状腺药品也可以帮助减轻症状。

（4）行经时有时断：生理周期不规律。可能原因：压力过大、减肥、运动过量或者睡眠质量不佳都可能导致激素分泌异常，阻止子宫内膜在非行经期间增厚并在行经时脱落，从而影响月经正常来潮。专家指出，当女性在承受较大心理或生理压力时，排卵的频率就会低于正常状态，这实际上是防止女性在身心疲惫时意外怀孕的正常生理反应。另外，步入更年期的女性也可能出现这类问题。而对于年轻女性来说，生理周期不规律则可能是多囊性卵巢综合征的表现。新陈代谢

失衡会导致雄激素水平上升，从而影响人体对胰岛素的正常应用。

在这里需要特别提醒那些追求窈窕身材的女性，正常月经的维持需要一定比例的脂肪，过分节食会造成躯体脂肪不足。同时，部分激素在体内合成需要一定量的蛋白质，过分节食可造成营养不良，影响激素合成而引起营养性闭经。节食年龄越小受累越重且不易恢复，从而造成永久性损害。卵巢、子宫及其他生殖器官都会逐渐萎缩，第二性征衰退。此外，过分节食还会引起严重的情绪紊乱，表现为消瘦与闭经，即神经性厌食，严重者甚至危及生命。就医时机：如果连续3个生理周期未能来潮或者每3次来潮的间隔时间很长或不规律，就应该及时向医生请教。

（5）非经期内出血：可能原因：在正常行经前两周左右发生出血现象，通常是由于排卵前雌激素水平突然下降，即排卵期功能性子

宫出血的一种。这不需要担心。但是我们也必须知道，子宫息肉、子宫肌瘤、宫外孕和子宫癌也可能导致非经期内出血。就医时机：首先需要判断出血是否是排卵时体内雌激素下降所致。可选择自行进行基础体温测量来判断，但最好是到医院检查。如果确系排卵期出血，不影响健康，但影响性生活和受孕，造成生活不便。如果判断出血和排卵异常无关，则需要尽快到医院寻求医生的帮助。通常，这类问题可以用类似解决行经过多或过于频繁的方法轻松解决。

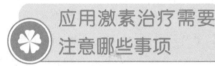

应用激素治疗需要注意哪些事项

女性激素在治疗妇科疾病时效果是肯定的，但由于女性激素药理作用广泛并有一定的不良反应，因此在治疗月经失调时应注意：

（1）掌握适应证：由于引起月经失调的原因很多，因此在应用女性激素治疗时，应掌握适应证，了解女性激素应用机制，不可滥用。因为这种激素在治疗因某种疾病而引起的月经失调时，只是治疗的一部分或是治疗的方法之一。因此，对其他必要的治疗措施不能忽视或偏废，以免延误病情。

（2）用量适度：在使用女性激素时，一定要注意用量，用法要恰当，否则不仅达不到治疗目的，相反还可加重病情。如在诱发排卵过程中，用量就不能过大。用于功能止血时，选择用量均应适合病情的需要。

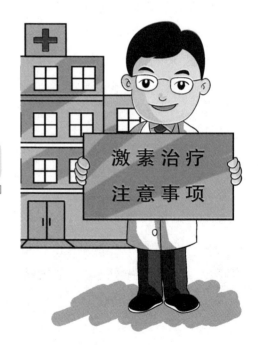

（3）联合用药：为防止单独使用孕激素时引起出血过多，或使用雌激素时造成内膜过度增长，同时为了增强疗效，孕激素和雌激素常要联合应用。

（4）不良反应：因女性激素对肝、胆、心血管、脑血管，以及凝血机制均有一定的不良反应，因此患有肝炎、心血管病、高血压、血栓静脉炎，或曾有这些疾病史的人，应慎用或禁用。

月经不调有哪些中医验方

治疗月经不调重在调经以治本，准确诊断，因症而异，先病而经不调者，当先治病，病去则经自调。因经不调而生病者，宜先调经，经调则病自愈。传统医学辨证施治，应用补肾扶脾，理气活血法使气血调和，阴生阳长，脾胃健，精血旺则流自畅。

1. 中医治疗月经不调的验方

验方1：丹参20克，当归、党参、玫瑰花、女贞子、广木香各15克，赤芍、墨旱莲、延胡索、香附各10克，红花、核桃仁各9克，川大黄6克。随症加减：经期错后腹痛者，加炒茴香10克，元桂6克；经期提前者，加益母草15克。水煎服，每日1剂，每日2次。

验方2：红鸡冠花、白鸡冠花各9克。水煎服，每日1剂，每日2次。月经来潮前6日。

2. 辨证治疗月经不调的验方

（1）血虚型：表现为经期错后，量少色淡，质清稀，头晕眼花，心悸怔忡，少寐多梦，面色萎黄无华，舌淡少苔。治宜补血益气。方用滋血汤：人参、山药、黄芪、茯苓、川芎、熟地黄各10克，当归、白芍各12克。水煎服，每日2次，6日为1个疗程。方中用川芎、白芍、熟地黄、当归组成四物汤来补血，配合人参、黄芪补气，使气充血足，则经血自调。

（2）气虚型：表现为经期提前，或经期延长，量多色淡质清稀，神疲肢软乏力，心悸气短，食少便溏，小腹空坠，舌淡苔薄。治宜补气摄血。方用补中益气汤：黄芪15克，人参、炙甘草、当归、陈皮、升麻、柴胡各10克，白术12克。水煎服，每日2次，6日为1个疗程。可以益气补中，升阳举陷，摄血调经。

（3）血热型：表现为月经不调，经血色红或有紫块或深红，质黏而稠，心胸烦闷，面红口干，咽干口燥，颜面潮红，尿黄便结，舌红苔黄。治宜清热凉血。方用清经汤：牡丹皮、地骨皮、白芍、生地黄、青蒿、黄柏、茯苓各10克，水煎服。每日2次，6日为1个疗程。方中牡丹皮、青蒿、黄柏清热泄火，生地黄、地骨皮清热凉血，白芍柔肝和阴，茯苓兴水泄热。全方在清热泄火的同时，养阴凉血，血和则经自调。

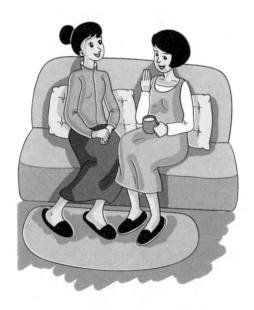

（4）血寒型。表现为经期延后，色暗量少，小腹冷痛，得热则减，或畏寒肢冷，面色苍白，舌苔薄白。治宜温经祛寒。方用温经汤：川芎15克，人参、当归、白芍、丹皮、川牛膝各10克，桂心3克，莪术8克，甘草6克。水煎服，

每日2次，6日为1个疗程。可以温经散寒，养血调经。

如何应用中成药治疗月经不调

（1）气血两虚型：月经周期提前或错后，经量增多或减少，经期延长，色淡，质稀。或少腹疼痛，或头晕眼花，或神疲肢倦，面色苍白或萎黄，纳少便溏。舌质淡红，脉细弱。

治宜气血双补，可用补中益气丸、十全大补丸、乌鸡白凤丸、八珍益母丸、八宝坤顺丸、女金丸、当归调经丸、当归红枣颗粒、归脾丸、四物合剂等。

（2）血寒型：经期延后，量少，色暗有血块。小腹冷痛，得热减轻，畏寒肢冷。苔白，脉沉紧。

治宜温经散寒，可用艾附暖宫丸、田七痛经散、金匮温经丸等。

（3）血热型：

①实热型。月经先期，量多，色深红或紫，质稠黏，有血块。伴心胸烦躁，面红口干，小便短黄，大便燥结。舌质红、苔黄，脉数。

治宜清热凉血、调经止血，可

用风轮止血片、四红丹等。

②虚热型。经来先期，经期延长，量多，色红，质稠。或伴两颧潮红，手足心热。舌红、苔少，脉细数。

治宜清热滋阴、调经止血，可用固经丸。

（4）气滞血瘀型：月经先后无定，经量或多或少，色紫红，有块，经行不畅。或伴小腹疼痛拒按，或有胸胁、乳房、少腹胀痛，脘闷不舒。舌质紫黯或有瘀点、苔薄白或薄黄，脉弦或涩。

治宜活血化瘀、理气止痛，可用逍遥丸、七制香附丸、少腹逐瘀丸、月月舒冲剂、失笑散、当归浸膏片、妇科得生丸、调经补血丸等。

（5）肾虚型：月经周期先后无定，量少，色淡红或黯红，质薄。腰膝酸软，足跟痛，头晕耳鸣，或小腹冷，或夜尿多。舌淡，脉沉弱或沉迟。

治宜补肾调经，可用女宝、嫦娥加丽丸、定坤丹、鹿胎膏等。

月经不调的饮食宜忌

（1）月经先期：忌食辛辣动火之品；宜食瘦肉、猪肝、黑木耳、鲜牛奶、藕等，平时宜食土豆、红枣粥以加强营养。

（2）月经后期：①加强营养，以滋阴、补血食品为宜。食欲良好者，可食鳖甲、墨鱼、淡菜、瘦肉等食品；食欲欠佳者，则应以素食为主，可食冬菇、木耳、新鲜蔬菜等。忌辛辣、油腻之食品。②平时饮食以温热为宜，即使夏日经行期，亦须忌食生冷瓜果。③忌食阻碍气体运行之物，如豆类、山芋等物。

（3）月经先后不定期：①在食欲良好的情况下，多食滋补肾阴之品，如鳖甲、猪腰、禽蛋类、新鲜蔬菜等。②食欲欠佳者，饮食宜多样化，应做到色、香、味俱佳以增进食欲。

（4）月经过多：①经色红、质黏稠者，饮食以清热补血之品为主，如瘦肉、猪肝、藕或藕汁、藕粉，均为止血凉血佳品，可多食用，忌食辛辣动火之品。②月经过多、色淡质稀者，饮食以补气为主，如龙眼、大枣、鸡汤等。③色质紫黑有血块者，忌食生冷、酸涩性食物。

（5）月经过少：量少色淡、无

血块者，小腹痛时，可食用红糖当归白芍汤以养血止痛。同时应加强营养，多食瘦肉、禽蛋类，以及新鲜蔬菜、大枣、赤豆粥等。

月经先后不定期食疗方

方一：川芎月季花茶

川芎3克，月季花、茶叶各6克。将川芎用冷开水洗净，晾干切碎，月季花用冷开水洗净晾干，再将茶叶一同放入茶杯内，冲入沸水，加盖闷泡10分钟。每日1剂，代茶频频饮服，月经前5日开始服用，每月服7剂，连服4个月为1个疗程。本品行气解郁、活血调经，适用于气滞血瘀所致的月经先后无定期患者。

方二：当归人参羊肉汤

当归、生地黄各15克，人参、干姜各10克，羊肉500克，精盐、白糖、黄酒、味精各适量。将前4味洗净、凉干、切碎，置于砂锅内，加清水约850毫升，浸泡1小时。先用武火煮沸，再改用文火煮半个小

时，用双层纱布过滤，约得药液400毫升，为头煎。药渣加清水700毫升，煮法同前，约得药液400毫升，为二煎。羊肉洗净，切成3厘米大小肉块，置砂锅内，倒入头煎、二煎药液和适量清水，加入葱段两根。先用武火煮沸，撇去浮沫，加入精盐、黄酒、白糖、味精，换文火炖至羊肉烂熟。每日2次，每2～3日1剂，饮汤食肉。本品补益中气、温暖下焦，适用于肾阳虚损所致的月经先后不定期。

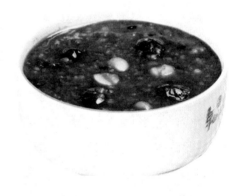

方三：藕汁鸡蛋羹

鲜藕汁100毫升，三七粉5克，鸡蛋1个。将鸡蛋打入碗中，加三七粉，用筷子搅打至匀。将藕汁倒入锅内，加沸水200毫升，煮沸再倒入鸡蛋，酌加食油、盐等佐料，煮至鸡蛋熟即可。食蛋饮汤，每日1剂，

月经前2日开始服用，每月服5～7剂，可连服3～5个周期。本品凉血止血、活血化瘀，适用于月经先后不定期。

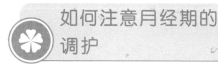

如何注意月经期的调护

自青春期开始，来月经是女性的正常生理现象。在经期身体会有些变化，如大脑的兴奋性降低，因此容易困倦疲乏，身体抵抗力减弱，容易患伤风、感冒或其他疾病。同时，生殖器官的某些防御功能暂时被破坏，如子宫内膜脱落形成创面，阴道内的酸性杀菌黏液被经血冲淡，子宫口又微张开，很容易被细菌侵入。如果经期不注意保护，很可能引起月经病或生殖器官炎症，甚至引起全身性疾病，因此必须注意经期的调护。

月经期的调护，应当注意哪几个方面呢？

（1）注意经期卫生：首先是月经期使用的卫生巾。超市里出售的卫生巾，都是经过消毒的，买来就可应用，非常方便，但要注意勤换。另外，要保持外阴的清洁，最好在每晚或晨起换卫生巾时，应用温水清洗1次，但切忌坐入盆中，以防脏水进入阴道。在月经期内，还应禁止性生活、盆浴和游泳。

经期虽说要注意休息，并保证充足的睡眠，但劳逸要适度。适当的工作和户外活动，可以增加盆腔血液循环，从而减轻腰酸背痛等症状，但过重的体力劳动会使盆腔血流加速，引起经血过多甚至淋漓不断。

月经期间，要食用富含营养而易于消化的新鲜食物，如多吃蔬菜，多饮水，保持大便通畅，以减少盆腔充血等。同时，还要避免食用过于辛辣的刺激性食品，以防引起月经不调和其他疾病发生。

（2）保持心情愉快：因为脑和神经在月经的调节中发挥着重要的作用，所以在月经期要注意调节精神状态，保持心情愉快，避免情绪波动和过度紧张，否则会影响大脑皮质的调节功能，引起月经不调。

（3）注意保暖：经期保暖，特别是下半身保暖更为重要。避免用冷水洗澡、洗脚、洗头等，因为过冷的刺激往往引起子宫血管收缩，导致经量过少或突然停止，同时也容易感冒。

放置节育器后月经不调怎么办

女性以往月经正常，放置节育器后出现月经先期、量多、经期过长、阴道不规则流血、血性白带等，称为"放置节育器后月经失调"。

1. 病因

放置节育器一般不会引起月经失调，但也有不少育龄期女性，由于体质差或精神过度紧张，或放器操作过程中损伤，或节育器型号的大小不符等，而出现月经失调。

（1）脾肾亏虚：身体脾肾不足，或流血，分娩损伤气血、损伤肾气，致使脾肾亏损，固摄不利，再加放器损伤，对子宫产生刺激而引发月经失调。

（2）肝郁气滞：对放置节育器精神过度紧张、忧郁等，致使肝气郁结，疏泄不利，血行不畅，气血

淤滞胞宫，阻遏气血的正常藏泄而致月经失调。

（3）瘀热蕴结：中医认为放置节育器后对子宫的刺激属"瘀"的范围，日久可化生瘀热，或放器操作不当，致使湿热之邪乘时侵袭，与血相结，形成湿热蕴结，迫血妄行而致月经失调。

2. 中成药治疗

（1）无比山药丸：每次9克，日服2次。适用于脾肾两虚的月经失调者。

（2）人参归脾丸：每次6克，日服3次。适用于脾虚出血量多的月经失调者。

（3）参鹿膏：每次50克，日服2次。适用于肝肾气血不足的月经失调者。

（4）逍遥丸：每次6克，日服2次。适用于肝郁脾虚的月经失调者。

（5）柴胡疏肝丸：每次9克，日服2次。适用肝气郁滞的月经失调者。

（6）丹栀逍遥丸：每次6克，日服2次。适用于肝郁化热的月经失调者。

（7）固经丸：每次9克，日服3次。适用于下焦瘀热的出血量多的

月经失调者。

（8）妇科通经丸，每次3克，日服3次。适用于瘀热阻滞的月经量少者。

3. 验方治疗

（1）续断、桑寄生各15克，鸡血藤、乌药各12克。水煎服。适用于肾虚不固的月经失调者。

（2）党参30克，炒升麻10克，白术10克。水煎服。适用于脾气亏虚的月经失调者。

（3）白芍18克，香附12克，红花10克。水煎服。适用于肝郁气滞，血行不畅的月经失调者。

（4）青皮12克，山楂、鸡血藤各10克。水煎服。适用于血瘀气滞的月经失调者。

（5）黄芩、香附各10克，牡丹皮、茜草各6克。水煎服。适用于瘀热蕴结的月经失调者。

4. 饮食疗法

（1）山茱萸、大枣、山药、莲子各15克，粳米100克。煮粥食用。适用于脾肾不足的月经失调者。

（2）鹿角霜、红糖各10克。黄酒冲服，日服2次。适用于肾气不足，出血量多者。

（3）香附30克，黄酒300毫升。同煮数沸去渣，分两天服用。适用于肝气郁滞的月经失调者。

（4）鲜小蓟、藕各60克。加调料做汤服用。适用于瘀热蕴结，经血量多者。

（5）益母草20克，煮鸡蛋食用。适用于血瘀的月经失调者。

（6）白芍、川芎、香附、益母草各15克，红糖适量。水煎代茶饮。适用于气滞血瘀的月经失调者。

输卵管结扎后月经失调怎么办

女性以往月经正常，进行输卵管结扎之后，出现月经周期紊乱，经量过多或过少，以及痛经、闭经、月经稀发等，称为输卵管结扎后月经失调。

1. 病因

进行输卵管结扎一般不会引起月经失调，多是由于对手术的过度紧张、恐惧，或身体素虚，又加手术损伤而引起。

（1）气滞血瘀：女性对此手术顾虑过大，恐惧紧张，或在不情愿的情况下进行手术，致使气机郁滞，血行不畅，冲任功能失调而致月经失常。

（2）气血不足：素体亏虚，或流产、多产等损伤气血，再加手术损伤，以致气血俱虚，冲任失养，血海失盈而致月经失调。

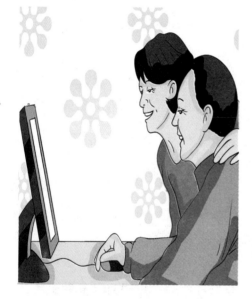

（3）脾虚痰阻：素体脾虚气弱，术后脾气受损，运化失职，水湿内停，凝聚为痰，阻遏胞脉而致月经失调。

2. 辨证治疗

本病有虚实之分，属虚者多责之于气血、脾肾，症见月经后期、量少或闭经。属实者多责之于气血郁滞，症见月经量多，先后无定期、痛经等。脾虚痰阻者症见形体肥胖、月经过少或稀发，甚则闭经不行。

（1）气滞血瘀：月经先后无定期，量多少不定，或经闭不行，或经行腹痛拒按，经色黯红，多血块。胸胁、乳房胀痛。舌黯或有瘀斑，苔薄，脉弦或涩。治宜行气活血调经。首选方药为调经汤。当归、白术、川芎、陈皮、牡丹皮各10克，延胡索、香附、白芍、生地黄、益母草各12克，甘草6克。胸乳胀痛重者加青皮、郁金各10克，以行气止痛；经中血块多者加五灵脂（包）12克，莪术10克，以活血通经；病久化热者加黄柏、栀子、牡丹皮各10克，以清热凉血。水煎服，每日1剂。

（2）气血不足：经行后期，量少色淡质稀，甚则闭经不行。或见经行淋漓不断，小腹隐隐作痛。面色苍白，精神倦怠，周身乏力，肌肤不荣，唇淡甲白，头昏眼花，心悸失眠。舌淡白而瘦小，苔薄，脉沉细无力。治宜补养气血。首选方药为人参养荣汤。黄芪15克，人参（或党参）10～15克，熟地黄20克，当归、白芍、茯苓、远志、陈皮、五味子、白术各10克，甘草、肉桂各6克，生姜3片，大枣6枚。经少或闭者加鸡血藤、丹参各15克，以养血活血通经；淋漓不止者加乌贼骨、生地黄炭各15克，以固经；伴有肾虚腰软者加杜仲、续断各12克，以壮腰膝。水煎服，每日1剂。

（3）脾虚痰阻：经行量少，色淡质黏，甚则经闭不行。形体肥胖，气短乏力，素常多痰，头昏重，白带多而黏。舌胖淡，苔厚腻，脉滑或濡细。治宜健脾益气，化痰调经。首选方药为苍附导痰丸。苍术、香附、陈皮、半夏、炒枳壳、胆南星各10克，茯苓15克，甘草6克，生姜汁（对入）10毫升。方中可加鸡血藤12克，莪术、红花各10克，以活血通经。痰阻中焦，食少纳差者加鸡内金、厚朴、石菖蒲各12克，以醒脾化湿开胃；痰湿重者加车前子10克，大黄6克，以利痰湿；脾气虚者加黄芪15克，山药12克，以益气健脾。水煎服，每日1剂。

3. 中成药治疗

（1）妇科调经片：每次4片，日服3次。适用于气滞血瘀而月经失调者。

（2）调经丸：每次6克，日服3次。适用于气滞血瘀而月经失调者。

（3）八珍益母丸：每次9克，日服2次。适用于气血不足而月经失调者。

（4）八宝坤顺丸：每次9克，日服3次。适用于气血不足而月经失调者。

（5）乌鸡白凤丸：每次6克，日服3次。适用于气血不足而月经失调者。

4. 验方治疗

（1）延胡索、川芎、佛手、鸡血藤各10克。水煎服。适用于气滞血瘀而月经失调者。

（2）莪术、枳壳、陈皮、茯苓各10克，苍术、白术、半夏各12克。水煎服。适用于痰湿阻滞而月经失调者。

（3）黄芪30克，当归、龙眼肉各10克。水煎服。适用于气血不足而月经失调者。

5. 饮食疗法

（1）鸡血藤、香附各15克，黄酒500毫升。煮数沸后去渣，每服30～50毫升，日服3次。适用于气血不足而月经失调者。

（2）黄芪、当归、生姜各12克，羊肉100克。做汤食用。适用于气血不足而月经失调者。

（3）陈皮30克：开水冲泡，代茶饮。适用于痰湿阻滞而月经失调者。

（4）鲜小蓟60克：做汤服用。适用于出血量较多者。

经前期紧张综合征怎样防治

有的青春期女孩，月经前期出现乏力、烦躁、忧郁、嗜睡，甚至无原因地哭泣或大怒；严重者不愿意理睬家人与朋友，孤僻到卧床不起，常伴有乳房胀痛、小腹胀感、便秘；还有的人在经前1～3天体重增加并有水肿，尤其是晨起手指发胀，下午则下肢肿胀。另有些人在经前还有注意力不集中、健忘、判断有困难、行动不协调、头痛等症状。这些症状最早可出现在经前10～14天，一般是在经前4～5天，待月经来潮后症状随之消失。以上这些症状并不是同时出现在一个人身上，一般是一个人出现其中1～2种，这就是"经前期紧张综合征"。

经前症状产生的确切原因目前尚不清楚。但普遍认为，很可能与青春期女孩身体发育变化迅速、神经系统发育不够完善、内分泌失调和精神因素的刺激导致自主神经系统功能紊乱及水盐代谢平衡失调有关。此外，诸如维生素缺乏、卵巢感染、真菌过度生长，都可诱发

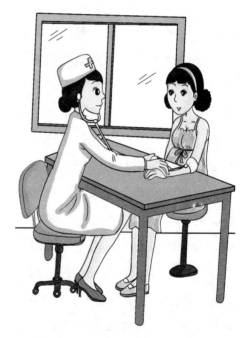

或加重经前期综合征的症状。还有一种原因，就是大家公认的精神因素。许多女孩对月经来潮没有科学的认识，认为来月经是"倒霉"、"麻烦"，因此每次月经来潮前就紧张、恐惧，尤其是月经周期与考试或重大事情碰在一起，更对月经有排斥感，心理负担加重，这无疑

使经前期紧张综合征更为突出。

由此可以看出，经前期紧张综合征可能是多种因素造成的，但它不是器质性病变，是一种短期的症状，也不会影响生育功能。一般地说，青春期女孩与成年女性一样，都有可能发生此症状，但多数女孩症状轻，不需要治疗。

（1）经前期紧张综合征的饮食原则：

①在症状开始前3天要少饮含咖啡的饮料，以减少和避免此症的发生。

②少饮奶和含钙高的食物。

③膳食中应减少精制糖的摄入，适当增加含镁丰富的食物。

④症状开始前3天要限制盐的摄入，盐可加速葡萄糖吸收，因而增加葡萄糖引起的胰岛素分泌。

（2）经前期紧张综合征的预防措施：根据经前期紧张综合征可能发生的原因，预防应采用以下措施：

①首先应控制好情绪。女孩月经来潮前应尽量放松自己的精神，多听听音乐，多参加一些体育活动，找机会和同伴聊聊天。一个人独处时，多看自己感兴趣的读物，或想一想自己曾经经历的愉快事，

这有利于淡化对月经的关注，转移注意力，放松心情，对情绪的控制有好处。除定时服用医生所给的药物外，还要加强身心锻炼，学会自我控制，进行晨间体育锻炼，如长跑、做操、练拳等。

②合理安排工作、学习、娱乐的时间，做到劳逸结合。

③注意营养的全面摄入，特别对体质虚弱者更应重视。从经前1~2周起，应吃低盐和少盐饮食，多吃蔬菜，多喝水。特别应多吃些苦味食品，如苦瓜、苦菜、绿茶等，可使紧张的心理松弛下来，并有助于大脑皮质消除疲劳，具有良好的调节神经、清心除烦、醒脑提神的作用。

专家提醒

应多和母亲沟通，把自己经前期紧张综合征的情况告诉她，并对以往在特殊情况下自己的情绪失控表示歉意。这样，妈妈会给你更多的理解和宽容，帮助你调整变化的情绪。当然更重要的是自身的调整，学会自控，这是对意志力的一种考验，也是走向成熟的标志。

第三节
闭　经

 什么是闭经

闭经按是否有过月经来潮可分为原发性闭经和继发性闭经两种。原发性闭经是指女性年满14岁尚无月经来潮，第二性征不发育或年满16岁尚无月经来潮；继发性闭经是指已经有月经来潮，但月经停止3周期（按本人的月经周期长短计算）或超过6个月不来潮者。另外根据其发生原因也可分为生理性和病理性闭经两类。青春期前、妊娠期、哺乳期、绝经期无月经来潮均属生理性闭经。

导致闭经的原因有以下几点：

（1）情绪重大变化：因精神刺激、过度紧张、悲伤忧虑、恐惧不安、紧张劳累等，引起女性，尤其是青春期少女继发性闭经比较多见。因为这些情绪变化可导致中枢神经系统功能受抑制，使垂体促性腺激素的分泌减少，而垂体促性腺激素有调节卵巢功能和维持月经的作用。

（2）体重急剧变化：因为中枢神经对体重急剧下降极为敏感，不科学地节食减肥或者严重疾病所导致的体重急剧变化，可促使性腺激素和雌激素水平低下而导致闭经。

（3）疾病原因：消耗性疾病如重度肺结核、严重贫血、营养不良等，或者卵巢、脑部有肿瘤，以及肾上腺、甲状腺、胰腺等功能紊乱，这些疾病都可能对月经产生影响，造成闭经。

（4）药物所致：如某些治疗神经症、高血压等疾病的药物，长期服用可导致闭经。另外，长期服用口服避孕药，也会导致闭经。

（5）子宫内膜损伤：月经是子宫内膜受卵巢分泌的性激素刺激后，周期性剥脱所产生的。如果子宫内膜受到损伤，如子宫内膜炎症等原因，不能出现周期性变化时，就会造成闭经。

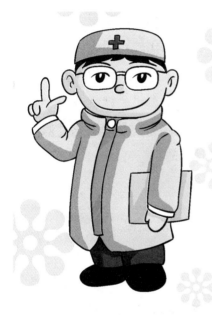

（6）生殖道下段闭锁：如子宫颈、阴道、处女膜、阴唇等处，出现部分先天性闭锁，或后天损伤造成粘连性闭锁，虽然有月经，但经血不能外流。这种情况称为隐性或假性闭经，经过医生治疗，是完全可以治愈的。

（7）先天性生殖器官疾病：如果先天无卵巢，或卵巢发育不良，

不能产生雌激素和孕激素，会使子宫内膜不能发生周期性的变化，则不会出现子宫内膜脱落，所以也就没有月经来潮。而先天性无子宫，或子宫内膜发育不良时，即使卵巢功能健全，雌激素和孕激素的分泌正常，也不会来月经。先天性生殖器官疾病是导致原发性闭经的主要原因。

 ## 为什么减肥瘦身也会引起闭经

人的大脑内有下丘脑，其中存在着摄食中枢和饱食中枢。当人发生厌食或主观上强制性地要求减食时，大脑皮质就会发生强行抑制，长此以往，下丘脑的两个食欲中枢便会发生功能紊乱，引起人的体重减轻，还进一步影响下丘脑的黄体生成素释放激素分泌中枢，使之分泌减少，进而使脑垂体分泌的促黄体生成素和促卵泡素也减少，因而发生闭经。

减肥瘦身，控制体重常常是引起神经性厌食症的原因。一旦发生了神经性厌食症，体重下降很快，全身代谢变慢而低下，再想恢复体

重和月经，将是十分困难的。因为这时已经丧失了食欲，对一切食物不感兴趣，即使勉强增加食量，又因胃部排空变慢而感到胃部发胀难受等。

这种闭经多在肥胖的女性中发生，有的还只是高中生，这是她们过于盲目瘦身造成的悲剧。这类患者，大约有一半可通过消除发病诱因，恢复体重而康复，另有1/4患者可用促排卵的药物得以治愈。还有少数病例比较顽固，治疗比较困难。总的来说，闭经时间越短，求治越早，治愈机会就越多，一般闭经时间在3年以内的患者治疗效果是比较理想的。

什么是子宫性闭经

子宫性闭经是由于子宫本身的病变或功能丧失而引起的闭经。子宫内膜是产生经血的发源地，即使下丘脑——垂体——卵巢功能正常，但由于子宫本身不能对性激素（雌、孕激素）起反应，不能出现周期性的变化，同样亦不会有月经来潮的。导致子宫性闭经的常见原因为：

1. 先天性子宫发育异常

（1）原发性闭经。

（2）妇检可发现无子宫，子宫

专家提醒

有些未婚先孕的女孩子或是刚结婚的初孕女性，常因不能结婚或因需要学习、进修等原因而去施行人工流产术。术后有人发现自己月经渐渐减少，甚至闭经，有时伴有周期性的下腹痛。

这是由于不当的刮宫手术损伤子宫颈或是子宫内膜的基底膜造成子宫颈内口粘连或子宫壁部分粘连，继而导致闭经。这样，即使出现内膜周期性变化，因经血不能流出而潴留于宫腔内，形成周期性下腹痛。在临床上，被称为继发性闭经。对于较轻的宫颈口粘连，可用探针分离，对严重的颈口或宫腔粘连需进行手术分离。为防止再被粘连可于术后置入一枚宫内节育器。对过度萎缩的内膜，用人工周期治疗半年，可望恢复受孕能力，但往往在孕后发生流产、早产等。

发育不全，实质性子宫，子宫内膜缺如等多种表现。

（3）子宫腔探查，诊断性刮宫，B超腹腔镜检查，染色体核型分析鉴定性染色体等，可协助病因诊断。

2. 子宫切除或子宫内膜破坏

（1）病史：有物理性子宫创伤史，如刮宫史，宫腔施放疗史，或有严重感染史，如产后或流产后感染严重，子宫内膜结核，或已行子宫切除手术。

（2）雌、孕激素诱发月经试验阴性。

（3）宫腔探查或有暗红色血流出。

（4）诊断性刮宫、宫腔镜检查可协助诊断。

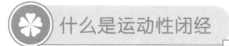

什么是运动性闭经

年轻女运动员，在体育比赛或紧张的训练过程中出现的闭经，称为运动性闭经。有的年轻女性在外出旅游或紧张的工作学习中也可出现闭经，其病机与本病相似，也可参照运动性闭经进行治疗。本病多

与精神过度紧张，导致内分泌紊乱有关。中医学认为，闭经是由于精神过度紧张，气机运行逆乱，冲任功能失调，血海不能满盈所致。

在无不适症状时可不必进行治疗，一旦解除紧张以后月经自会来潮。当有不适症状出现，并且紧张状态早已解除也不见月经来潮，就应积极治疗。

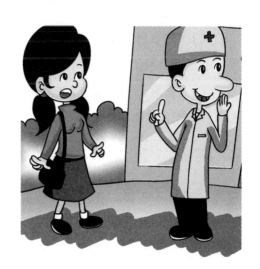

其主要症状是：女运动员在体育比赛或紧张训练过程中，以及女青年外出旅游，工作学习过度紧张等，出现月经稀发，量少，或有血块，甚则闭经不行，常伴小腹胀痛，乳房、胸胁胀痛不适，脘闷嗳气，食欲减退，腰酸坠痛。舌黯或有瘀点，脉弦或涩。

治疗运动性闭经的简易方法：

1. 中成药治疗

（1）七制香附丸：每次6克，日服3次。适用于血虚血瘀型闭经。

（2）妇科调经片：每次4片，日服3次。适用于气滞不行型闭经。

（3）调经活血片：每次5片，日服3次。适用于血瘀型闭经。

（4）乌金丸：每次9克，日服2次。适用于伴见五心烦热型闭经。

2. 验方治疗

（1）鸡血藤30克。水煎服。适用于血虚血瘀型闭经。

（2）香附、益母草各15克。水煎服。适用于气滞血瘀型闭经。

（3）黄芪15克，当归、白芍、龙眼肉、生地黄、香附各12克，合欢花30克。水煎服。适用于气血俱虚型闭经。

3. 饮食疗法

（1）地龙10克为末，黄酒冲服，每日2次。适用于兼见热象型闭经。

（2）香附30克，黄酒500毫升，共煮数沸去渣，每服30毫升，日服2次。适用于气滞明显型闭经。

（3）益母草15克，煮鸡蛋食用。适用于兼有血瘀型闭经。

4. 针灸疗法

（1）体穴：血海、中极、内关、三阴交、肝俞、期门、膈俞、太冲。每次取3～4穴针刺，或配合艾灸。

（2）耳穴：子宫、肝、内分泌、神门。每次取2～3穴针刺。

 哪些药物可导致闭经

（1）避孕药：女性服避孕药，特别是长效避孕药，因其能抑制子宫内膜的生长而使月经过少，甚至闭经。但这种现象一般是暂时性的，大部分女性停药后可自行恢复月经。故对原有月经过少、稀发，排卵稀少的未孕女性，不宜使用口服或肌内注射避孕药法避孕，而应采取其他方法避孕。

（2）降压镇静类药物：如利血平、氯丙嗪。

（3）肾上腺皮质类激素：如泼尼松的应用可抑制促性腺激素的分泌，因而常可引起闭经。

（4）某些中药：经前期、经期不宜使用过于寒凉、收涩之药，以防止引起闭经。过于寒凉药有苦丁茶、紫草根、绿豆等，过于收敛药有五倍子、诃子肉、乌梅等。

另外，治疗子宫内膜异位症采

用假孕疗法中使用的丹那唑，也会引起闭经。

闭经需做哪些检查

（1）卵巢功能检查：如子宫内膜活检，阴道脱落细胞检查，宫颈黏液结晶检查，血清E_2、P测定，基础体温测定。

（2）垂体功能检查

①直接测定血黄体生成素（LH）、卵泡刺激素（FSH）及催乳素（PRL）水平。如FSH<40单位／升提示卵巢功能衰竭；如PRL>25微克／升提示高催乳素血症，如LH和FSH在正常或低值，需进一步做垂体兴奋试验。

②垂体兴奋试验。如果注射促黄体释放激素（LHRH）15～45分钟释放的黄体生成素较注射前增加3倍以上，说明垂体对外源性LHRH反应良好，则闭经原因为下丘脑。如注射后LH值无升高或增高不明显，则说明病变部位在垂体。

（3）染色体检查：除外性发育异常。

（4）B超检查：了解卵巢有无多囊性改变。

（5）腹腔镜检查：了解性腺状态，有无发育不良、多囊卵巢、卵巢早衰等改变。

（6）CT、磁共振检查：明确有无垂体微腺瘤。

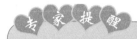

如果发现闭经，应该及时去医院查明病因，对症治疗。如果不抓紧治疗，闭经时间越久，子宫和卵巢就会萎缩得越厉害，治疗效果也就越差。以上检查列举得比较详细，在实际就医过程中，还是要以医生的指导为主，尽量做最少的检查，尽快找出原因。

闭经的西医治疗方法

（1）一般治疗：对因环境改变、精神创伤引起的一时性闭经，可通过加强营养，增强体质，避免精神紧张及过度劳累等予以调整。对口服避孕药引起闭经者，应停药观察。

（2）子宫内膜结核：予以抗结核药物治疗。

（3）内分泌治疗：适用于先天性性腺发育不良、卵巢功能受损、垂体功能低下、卵巢功能早衰等引起闭经。

①雌激素治疗。用于年轻、雌激素水平较低的患者。己烯雌酚0.5～1.0毫克，每日1次，连续20天口服；或炔雌醇0.05毫克，每日1次，连续20天口服。如有消化道反应明显，出现恶心、呕吐者，可改用苯甲酸雌二醇2毫克，肌内注射，隔日1次或每周2次。

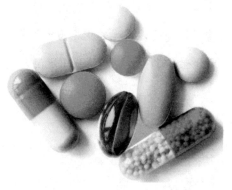

②孕激素治疗。用于有一定量雌激素分泌的患者。黄体酮20毫克，肌内注射，每日1次，连续5天；或口服甲孕酮10毫克，每日1次，连续5天；或炔诺酮5毫克，每日1次，连续5天，停药2～7天后会发生撤退性出血，从出血的第20天起，重复上述治疗，持续3～6个周期。

③雌、孕激素治疗。己烯雌酚0.5～1.0毫克与安宫黄体酮4～10毫克同时使用，连用20天停药。

④诱发排卵。可选用克罗米酚、绒毛膜促性腺激素、促性腺激素释放激素等。对垂体功能不足者，可选用绝经后促性腺激素（HMG），每日75～150单位，肌内注射，用药3～5日后，若雌激素未上升，可增加用量为每日150～225单位，若雌激素已上升，可维持原量或减量，至卵泡成熟，一般需7～15日。在HMC末次注射的同时或停药1～2日后，给予绒毛膜促性腺激素500～1000单位／次，肌内注射，连续3～4日。但必须在B超监测下使用，防止出现卵巢过度刺激综合征。

（4）手术治疗

①宫腔粘连者，扩张宫颈，分离粘连，并放置宫内节育器以防再粘连。

②对卵巢、垂体及其他部位的肿瘤可行手术治疗。

 治疗闭经的黄金法则

1. 纠正全身健康状况

女性的生殖器官是整体的一部

分，全身健康状况将影响生殖器官的健康状况。因此，治疗闭经应先纠正患者的全身健康状况。

2. 依据病因治疗

找到引起闭经的器质性疾病给予恰当治疗。例如，宫腔粘连患者应扩张宫腔并放置节育环，以防再次粘连；先天性畸形如处女膜闭锁、阴道横膈或阴道闭锁均可手术切开或行成形术；结核性子宫内膜炎即给抗结核治疗；垂体或卵巢肿瘤在诊断明确后，则根据肿瘤的部位、大小、性质确定治疗方案，选择手术、放疗、化疗和其他综合措施。

3. 激素疗法

肾上腺皮质激素用以治疗先天性肾上腺皮质功能亢进所致闭经；甲状腺素用于治疗溢乳闭经综合征患者，作用是抑制泌乳激素以减少泌乳素的分泌；对卵巢功能未衰竭，并要求生育的患者，可采用各种促排卵药诱发排卵；对先天性卵巢发育不良、卵巢功能受损或破坏以致早衰者可用激素替代疗法。一般应用性激素人工周期疗法。

 中医辨证治疗闭经

（1）肝肾不足型：常见症状为年逾18岁尚未行经，或月经推迟、量少渐至闭经、体质瘦弱、腰酸腿软、头晕耳鸣、舌淡红苔少、脉沉弱。治疗此症需要补肾养肝调经。方用归肾丸加味，熟地黄、怀山药、山茱萸、茯苓、当归、枸杞子、杜仲、菟丝子、（何）首乌、鸡血藤各12克。水煎服，每日1剂。

（2）痰浊内阻型：常见症状为闭经、形体肥胖、面色浮黄、胸闷脘胀、嗜卧多寐、头晕如裹、舌苔白腻、脉象滑而沉。治疗此症需要燥湿化痰、行滞通经。方用苍附导痰汤加味，茯苓、丹参、牛膝各12克，苍术、香附、半夏、枳壳各10克，陈皮、甘草、生姜各6克。水煎服，每日1剂。

（3）气滞血瘀型：常见症状为闭经、精神抑郁、烦躁易怒、胸胁胀满、少腹胀痛拒按、舌边紫黯或有瘀点、脉沉弦或沉涩。治疗此症需要理气活血、祛瘀通经。方用血府逐瘀汤加减，当归、地黄各15克，赤芍、泽兰、牛膝各12克，桃仁、三棱各10克，红花、川芎、元胡各6克，肉桂3克。水煎服，每日1剂。

 闭经的泡脚小偏方

方1：生地黄当归水泡脚

生地黄、当归、赤芍、桃仁、五灵脂、大黄、丹皮、茜草、木通各15克。将上药加清水适量，浸泡20分钟，煎数沸，取药液与1500毫升水同入脚盆中，趁热熏蒸脐下，待温度适宜时泡洗双脚，每天2次，每次40分钟，20天为1个疗程。本品清热凉血、活血通经，主治热结血闭的实证闭经。

方2：红花鸡血藤水泡脚

红花35克，鸡血藤、桑葚各25克，黄酒50毫升。将上药中的前3味加清水2000毫升，煎至水剩1500毫升时，澄出药液，倒入脚盆中，调入黄酒，先熏蒸脐下，待温度适宜时泡洗双脚，每晚临睡前泡洗1次，每次40分钟，30天为1个疗程。本品补血行血、通滞化瘀，适用于闭经

的治疗。

方3：二草艾叶水泡脚

马鞭草、益母草、艾叶、川牛膝各30克。将上药加清水1500毫升，煎至1000毫升，将药液倒入脚盆内，待温浸泡双脚。每日浸泡2次，每次浸泡30分钟。每剂可用3次。本品活血调经、散寒止痛，适用于闭经。

方4：益母草红花水泡脚

益母草30克，红花10克。将上药加清水适量，煎煮30分钟，去渣取汁，与2000毫升开水一起倒入盆中，先熏蒸脐下，待温度适宜时泡洗双脚，每天1次，每次熏泡40分钟，30天为1个疗程。本品活血调经、利尿消肿，适用于闭经。

 治疗流产后闭经的方法

1. 中成药治疗

（1）妇科调经片：每次4片，日服3次。适用于气滞血瘀型流产后闭经者。

（2）乌金丸：每次9克，日服3

次。适用于气滞血瘀型流产后闭经者。

（3）乌鸡白凤丸：每次9克，日服3次。适用于冲任虚损型流产后闭经者。

（4）龟鹿八珍丸：每次6克，日服3次。适用于冲任虚损型流产后闭经者。

（5）少腹逐瘀丸：每次6克，日服3次。适用寒凝胞宫型流产后闭经者。

（6）艾附暖宫丸：每次9克，日服3次。适用于寒凝胞宫型流产后闭经者。

2. 验方治疗

（1）香附10克，鸡血藤、茜草各12克。水煎服。

（2）佛手、川芎各30克。水煎服。

（3）黄芪30克，补骨脂、巴戟天、泽兰各10克。水煎服。

（4）续断、党参各12克，桑寄生、菟丝子各18克，香附6克。水煎服。

（5）艾叶、益母草各15克，茜草6克。水煎服。

3. 饮食疗法

（1）茜草粉6克，黄酒冲服，每日2次。适用于气滞血瘀型流产后闭经者。

（2）益母草煮鸡蛋食用。适用于气滞血瘀型流产后闭经者。

（3）龙眼肉30克，人参、鸡血藤各10克，母鸡1只。煮熟后食用。适用于气滞血瘀型流产后闭经者。

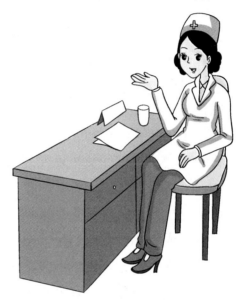

（4）淫羊藿50克，枸杞子100克，黄酒2000毫升。煮数沸后去渣，每次30～50毫升，日服2次。适用于冲任虚损型流产后闭经者。

（5）黄芪15克，当归、小茴香、生姜各10克，羊肉150克。做汤食用。适用于冲任虚损或寒凝胞宫型流产后闭经者。

（6）艾叶、生姜各10克，红糖30克。水煎代茶饮。适用于寒凝胞宫型流产后闭经者。

有些人在使用避孕药后出现闭经，这是由于内分泌发生了改变，使子宫内膜增长不良，内膜脱落时，月经量很少，呈点点滴滴，服药时间较长时，可出现子宫内膜不脱落而发生闭经。这些现象都不是病，不必顾虑，绝大多数闭经在停药后月经可自然恢复。如果服完短效口服药22片后，停药8天内不来月经，就可以在第8天开始服下一个月的药片。但闭经超过两个月，应找医生检查，以排除怀孕的可能性。3个月不来月经时，应停药改用其他避孕措施，待月经自然恢复后再继续服药。

远离闭经要加强日常保健

（1）积极治疗月经后期、月经过少、经期过短、周期延长等疾病，以免病情进一步发展，导致闭经。

（2）精神上应避免不良的刺激，减轻工作压力带来的紧张，学

会放松，保持心情舒畅。

（3）调节饮食，注意蛋白质等营养物的摄入，避免过分节食或减肥，造成营养不良引发闭经。

（4）注意经期及产褥期保健，勿冒雨、涉水、过劳等。

（5）注意休息，要保证睡眠充足，不要过于劳累，要劳逸结合；在生活上有规律地安排起居生活，坚持适当的体育锻炼和劳动，以改善机体血液循环，维持神经系统的稳定性。

（6）保持规律的性生活。规律的性生活不易使皮肤发热，而且能间接刺激退化的卵巢，以缓和激素系统，且防止雌激素锐减。

总之，预防闭经，需要避免精神紧张、过劳、加强营养，做好计划生育，避免流产和手术损伤，及时治疗月经过少等。

调治闭经的食疗方

引起闭经的原因很多，除查明原因、给予对症治疗外，饮食也应遵循以下原则。

体质虚弱者，应多食用具有营

养滋补和补血活血通络作用的食物，如鸡蛋、牛奶、大枣、龙眼肉、核桃、羊肉等。

对气滞血瘀引起的闭经，可多食具有行血化瘀之品，如生姜、大枣、红糖等。可将红糖煎水代茶饮，或口服红花酒等。

对于极度消瘦引起的闭经者，应特别重视改变饮食习惯，消除拒食心理，加强营养的全面供给，改善身体的营养状况使身体恢复到正常状况。

以下食疗方可供选用：

（1）桃仁牛血汤：桃仁10～12克，鲜牛血（血已凝固）200克，食盐少许。将牛血切块，与桃仁加清水适量煲汤，食用时加食盐调味。具有破瘀行血，理血通经，美肤益颜功效。适用于闭经，血燥，便秘等症。

（2）黑豆汁：黑豆30克，益母草15克，砂仁5克。先将黑豆研碎，益母草、砂仁洗净与黑豆共煎取汁。具有活血化瘀，理气行滞，嫩肤美颜功效。适用于血虚气滞型闭经。

（3）乌豆双红汤：乌豆（黑豆）50～100克，红花5克，红糖

30～50克。将前2味置于炖盅内，加清水适量，隔水炖至乌豆熟透，去红花，放入红糖调匀。具有滋补肝肾，活血行经，美容乌发功效，适用于血虚气滞型闭经。

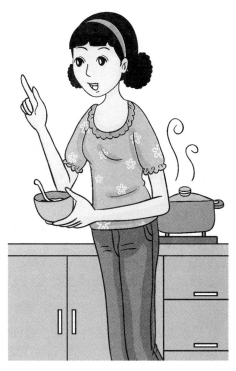

（4）益母草乌豆糖水：益母草30克，乌豆60克，米酒、红糖各适量。将益母草、乌豆加清水3碗，煎至1碗加红糖调味，并冲入米酒即可。具有活血，祛瘀，调经，美颜功效。适用于闭经。

（5）鸽肉葱姜粥：鸽肉150克，葱末、姜末各20克，猪肉末50克，粳米100克，胡椒末1克，料酒10

毫升，香油、食盐、味精各适量。将鸽肉去净骨刺切块，放入碗内，加猪肉末、葱末、姜末、料酒及食盐，拌匀备用。粳米淘洗干净，下锅加水1000毫升，烧开后放进鸽肉等，共煮成粥时调入香油、味精及胡椒粉即可。具有滋肾补气，祛风解毒，和血悦色功效。适用于血虚闭经。

（6）当归鸡蛋汤：当归9克，鸡蛋2个。将当归洗净，切成片状，与鸡蛋同入瓦煲中，加水3碗同煮，待蛋熟后去壳，用针在蛋周围刺10多个孔，放回煲中再煮15～20分钟即成。具有益气补血，调经养颜功效。适用于女性血虚气滞型闭经。

（7）墨鱼香菇冬笋粥：干墨鱼1只，水发香菇、冬笋各50克，猪瘦肉、粳米各100克，胡椒粉1克，料酒10克，食盐、味精各适量。干墨鱼去骨，用温水浸泡发涨，洗净，切成丝；猪瘦肉、香菇、冬笋也分别切成丝备用。粳米淘洗干净，下锅，加入肉丝、墨鱼、香菇、冬笋、料酒熬至熟烂，最后调入食盐、味精及胡椒粉即可。有补益精气，通调月经，收敛止血，美肤驻颜功效。适用于闭经，白带增多，面色无华等症。

（8）水蛭粥：生水蛭30克，生山药250克，粳米100克，红糖适量。水蛭研粉，生山药切碎备用。粳米洗净，煮粥前将水蛭粉、生山药一同放入，粥熟后加红糖食用。具有破血逐瘀，通经美容功效。适用于青春期体壮血瘀闭经者。

第 三 章

乳腺疾病

　　为了能及时发现乳腺疾病，提倡25岁以上女性一定要每月自查乳房。具体方法是：洗浴后站在镜前检查，双手叉腰，身体做左右旋状，从镜中观察双侧乳房的皮肤有无异常，乳头有无内陷，然后用手指的指腹贴在乳房上按顺时针或逆时针方向慢慢移动。若发现异常情况一定要到医院进行彻底检查。

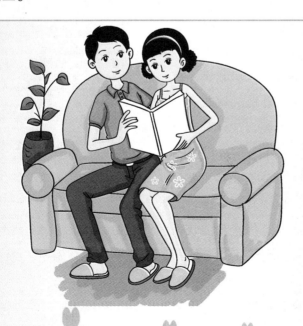

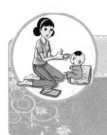

第一节
乳 腺 炎

什么是乳腺炎

致病菌侵入乳腺组织引起的炎症称为乳腺炎。乳腺炎可发生于任何时期，但以产褥期最为常见，尤其是初产妇。乳腺炎根据病情轻重可以分为以下3个阶段：

（1）早期炎症期：急性乳腺炎在开始时患者因为乳腺管堵塞，导致乳汁分泌不畅，乳房胀满、疼痛，哺乳时更甚，乳房肿块或有或无，皮肤微红或不红，或伴有全身不适、食欲欠佳、胸闷烦躁等。

（2）化脓期：这是炎症不及时治疗发展而来，局部乳房变硬，肿块逐渐增大，此时可伴全身症状，高热、寒战、全身无力、大便干燥、脉搏加快、同侧腋下淋巴结肿大、白细胞增高，常可在4～5天形成脓肿，可出现乳房跳痛，局部皮肤红肿透亮，肿块中央变软，按之有波动感，若为乳房深部脓肿，可出现全乳房肿胀、疼痛、高热，但局部皮肤红肿及波动不明显，有时一个乳房内可同时或先后存在数个脓腔。

专家提醒

乳腺炎早期炎症期的治疗是比较关键的阶段，治疗得当，炎症可以吸收而治愈，否则就会形成脓肿，本病如果不予以彻底治愈，哺乳期会反复发作，甚至以后乳腺导管内形成坏死病灶，导致癌变。因此，一旦发现有乳腺炎的症状，一定要到正规医院的专业妇科检查。同时，配合医生进行积极治疗。

（3）溃破期：浅表的脓肿常可穿破皮肤，形成溃烂或乳汁自创口处溢出而形成乳漏。较深部的脓肿，可穿向乳房和胸大肌间的脂肪，形成乳房后位脓肿，严重者可发生脓毒败血症。

急性乳腺炎病因和临床表现

1.病因

（1）乳汁淤积：乳头过小或内陷，妨碍哺乳；不适当或不经常的哺乳导致乳房过度充盈；乳腺导管阻塞使排乳困难等，均可造成乳汁淤积，使入侵的细菌易于生长繁殖。

（2）细菌侵入：产妇没有良好的哺乳习惯，经常让婴儿含乳头入睡；或婴儿口腔患有炎症等都有利于细菌侵入蔓延至乳管，引起乳腺炎。

（3）乳头皲裂：婴儿吸吮不正确和频繁使用肥皂或乙醇类刺激物清洗乳头等原因，易造成乳头皲裂，使细菌沿乳头小裂口入侵，经淋巴管到达皮下及乳叶间组织而形成感染。

2.临床表现

（1）初期：哺乳时感觉乳头刺痛，常有乳头皲裂，伴有乳汁淤积不畅，继而乳房局部肿痛，结块或有或无，伴压痛，皮肤可微红或微热。

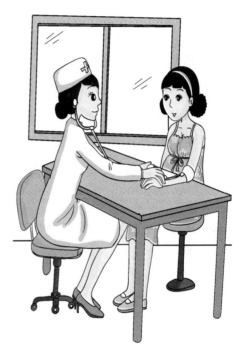

（2）成脓期：患乳肿块不消或逐渐增大，局部疼痛明显加重，如鸡啄样或搏动性；患处皮肤红肿、发热、拒按；可伴高热不退或同侧腋窝淋巴结肿大；此时肿块中央渐软，按之有波动感，局部穿刺抽吸有脓。

（3）破溃期：脓肿成熟时，可自行破溃，也可手术切开排脓。若溃后脓出通畅，局部肿消痛减，寒热渐退，创口逐渐愈合。

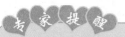

专家提醒

　　如果哺乳妈妈感到乳房肿胀、疼痛甚至局部皮肤发红时，不仅不能停止母乳喂养，反而应当增加给孩子喂奶的次数，以便乳房内乳汁更好地排空，盲目停止哺乳反而会导致乳汁淤积，加重急性乳腺炎症状。当然，乳房局部化脓时，还是应当及时停止患病侧乳房的哺乳，以免影响宝宝健康，但另一侧健康乳房还可以正常哺乳。停止哺乳的同时，还应用吸奶器将乳汁吸出，避免乳汁淤积。

 ## 治疗乳腺炎的黄金法则

　　一般情况下，患了乳腺炎，如果症状不是十分严重，可以继续哺乳，但如果严重的话，就要终止哺乳了。治疗乳腺炎，要从清洁乳房开始。同时各种治疗方法相互结合，会收到良好的疗效。治疗乳腺炎的方法如下：

1. 注意清洁

　　患者早期应注意休息，暂停有疾患的一侧乳房哺乳，清洁乳头、乳晕，促使乳汁排出（用吸乳器或吸吮），凡需切开引流者应终止哺乳。这是治疗乳腺炎的首要前提。

2. 手法排乳

　　急性乳腺炎早期，一般无明显高热、寒战。此时手法排乳非常重要，因肿胀疼痛较甚，往往新妈妈都无从下手，只有通过专业的手法排减淤积的乳汁，才能缓解疼痛。

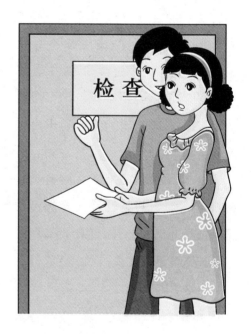

3. 中草药治疗

　　配合清热解毒，疏通乳络，中草药口服或外用，均不影响哺乳，疗效显著。一般3天左右就能见效。

4. 抗生素治疗

感染严重者，适当使用不影响哺乳的抗生素。此时提倡继续母乳喂养，减少乳汁淤积。

5. 物理治疗

联合使用局部微波治疗，起到消炎止痛的作用。

6. 封闭治疗

0.25％普鲁卡因60～80毫升乳腺封闭，可减轻炎症。同时选用广谱抗生素口服或静脉滴注。

西医如何治疗乳腺炎

1. 一般治疗

未形成脓肿之前，患乳应暂停哺乳，同时用吸奶器将淤积的乳汁吸出，或用按摩的方法将乳汁挤出。

2. 抗感染治疗

青霉素400万单位，生理盐水250毫升，静脉滴注，每日2次；或用头孢曲松钠2克，生理盐水250毫升，静脉滴注，每日2次。

3. 切开引流

已形成脓肿后，主要治疗措施是及时切开引流。切开引流为避免手术损伤乳管而形成乳瘘，切口应循乳管方向做放射状，至乳晕处止。深部脓肿或乳房后脓肿可沿乳房下缘做弧形切口，将乳房与胸大肌筋膜分离后，上翻乳房，切开脓腔。此切口引流通畅，并避免乳管损伤。乳晕下脓肿应做沿乳晕边缘的弧形切口。如炎症明显而波动感不明显时，需用稍粗针头在压痛最明显处试行穿刺，及早发现深部脓肿。如有数个脓腔，应以手指深入脓腔，轻轻分离乳房脓肿的隔膜以利引流。为使引流通畅，可在探查脓腔时找到脓肿的最低部位，另做切口做对口引流。

中医如何治疗乳腺炎

1. 中药治疗

以清热解毒，疏肝清胃为主。

（1）初期：用瓜蒌牛蒡汤加减。熟牛蒡子、生栀子、金银花、连翘各9克，全瓜蒌（打碎）、蒲公英各12克，橘皮、柴胡各5克，黄芩9克。每日1剂，水煎服。

（2）中期：用瓜蒌牛蒡汤，加穿山甲、当归尾各15克，皂角刺、赤芍各10克。每日1剂，水煎服。

（3）破溃期：用四妙汤加减。炙黄芪、金银花、当归各20克，炙甘草10克，蒲公英15克。每日1剂，水煎服。

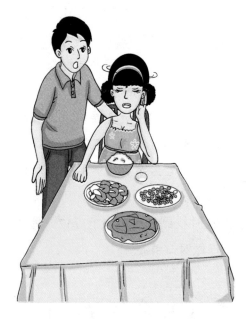

2. 验方

（1）熟牛蒡子、连翘、生栀子、柴胡、陈皮、甘草各10克，金银花、蒲公英各20克，瓜蒌15克，黄芩12克，每日1剂，水煎服。清热解毒，通乳。

（2）金银花、连翘各20克，柴胡19克，蒲公英30克，瓜蒌15克，赤芍、青皮、白芷、陈皮、甘草各10克。每日1剂，水煎服。清热解毒，消肿止痛。

3. 其他疗法

（1）物理疗法：频谱照射局部，每次30分钟，每日2次。

（2）局部外敷：将硫酸镁100克，桃仁泥20克，穿山甲（研粉）25克，薄荷油3克，凡士林100克调匀，敷于患处，每日1次，连敷1周；生大黄（研粉）、芒硝各等份，凡士林适量，用开水调匀，将药摊于纱布上，贴敷于乳房红肿部位，每日3～4次。

（3）推拿按摩法：在形成炎症肿块时，可用推拿法将乳汁挤出，推拿时要从炎症肿块处向乳头方向推挤，使乳汁排出。

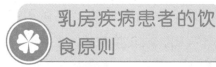

乳房疾病患者的饮食原则

（1）控制热能：即通过控制膳食中糖、脂肪的含量，使每日摄入热能维持在一个稳定范围（2000千卡左右），继而保持标准体重。

①低糖饮食。乳腺癌患者膳食中的糖类最好全部来自杂粗粮，如玉米面、小米等，严格限制蜂蜜、蔗糖等纯糖制品及甜点的摄入，如

美国医学杂志报道，加拿大的科研人员发现低脂饮食可缓解女性周期性乳房胀痛。有些女性在月经来潮的前几天，由于体内某些内分泌功能失调，加上不良情绪刺激，常会出现周期性乳房肿胀，乳头触痛，严重的甚至不能接触衣物，十分痛苦。研究人员对19例病程在5年以上的严重周期性乳腺病患者进行一项随机参照实验。6个月后，低脂膳食组患者的症状记录显示，经前期乳房触痛和肿胀现象明显减轻，而对照组则未见缓解。同时，进行的体检也表明，在低脂膳食组10人中，6人的乳房肿胀、触痛和小结的形成均明显减轻，而对照组9人中，仅2人明显减轻。研究人员认为，周期性乳房胀痛症状的缓解，同患者摄取低脂膳食后，血脂降低有关。因此，科研人员建议，患有周期性乳房胀痛的女性在及时服药治疗的同时，注意科学饮食，少吃富含高脂肪类的食物，多吃蔬菜水果和其他低脂食品。

一定要吃，可用甜叶菊糖、木糖醇等甜味剂代替。

②降低脂肪的摄入量。限制动物脂肪的摄入，禁食肥肉、香肠、肉松、动物内脏等，增加不饱和脂肪酸，植物油至少占总脂肪的1/3以上，最好选用鱼肉、猪瘦肉、牛肉、禽肉。鱼肉不仅含脂肪低，而且富含硒、核酸。

（2）增加碘的摄入量：多吃海带、紫菜、鱼、虾等海产品，食用加碘的食盐。成年人每日摄入碘100～200微克，即能满足生理需要。

（3）增加纤维素的供给量：多吃含纤维素高的食物。食用新鲜的水果和蔬菜，不仅可以增加维生素C、B族维生素，同时纤维素因为不被人体吸收，必须通过粪便排出，这样也可将致癌物质同时排出体外。

（4）蛋白质：供给高生物效价的优质蛋白，维持正氮平衡，其来源主要是猪瘦肉、牛肉、虾米等。

（5）宜吃的食物：宜食清淡及具有清热解毒作用的食物，如丝瓜、败酱草、苦瓜、茼蒿、蒲公英、绿豆、赤小豆等。

（6）禁吃的食物：禁饮酒，

禁食油煎、炸、烤的食物（如羊肉串、油条、煎饼）等。急性乳腺炎患者忌食辛辣、温燥、油腻饮食。

对乳房疾病有益的食物

（1）豆类食品：专家们研究发现，随着豆类食物摄入量的增加，食物中豆类蛋白在总蛋白中所占的比例增加，女性乳房疾病的患病率会明显降低。这主要是因为豆类食物中丰富的植物雌激素是一种类似人体雌激素的化合物，它在肠道内被胡萝卜素转化成一种新的物质，而这种新的物质可以抑制体内的"激素依赖性致病物质"对乳房的致病作用。因此，女性（尤其是已患乳腺癌的患者）可以多吃一些豆腐、豆浆及豆奶食品。

（2）大枣：大枣可以抑制乳腺癌细胞的形成。这是因为大枣中含有大量的环式－磷酸腺苷和能增强机体免疫功能的丰富维生素。

（3）大蒜：美国纽约斯隆凯特林癌症研究所发现，大蒜不仅可以预防乳腺癌，甚至还可以治疗乳腺癌。这是因为大蒜中富含一种叫"要力克"的无味物质，它对乳腺癌细胞的形成具有明显的抑制和杀灭作用，还能激活和增强人体的免疫系统，并通过促进正常细胞的生长达到杀灭癌细胞的目的。

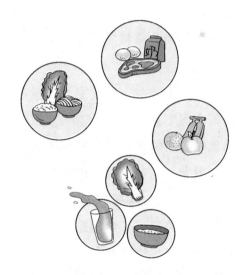

（4）蔬菜：菜花、茴香、菠菜、冬瓜、小白菜、胡萝卜和番茄等蔬菜可以明显地降低绝经前女性乳房疾病的患病率。世界卫生组织的医学专家研究发现，中国和日本女性乳腺癌患病率之所以比西方女性低得多，是由于她们吃白菜的缘故。科学家发现，白菜中含有一种名为吲哚-3-甲醇的化合物，能够分解与乳腺癌相联系的雌激素。这种化合物约占白菜重量的1%。女性每天吃500克左右白菜，就能吸收500毫克的这种化合物，从而使体内一种重要的酶数量增加，这种酶能帮助分解雌激素而降低乳腺癌的发生概率。

（5）植物油：由于花生油、玉米油、菜籽油和豆油中含有大量的不饱和脂肪酸，具有保护绝经前女性免受一些致病因素对乳房的侵袭。

（6）小麦麸：美国健康基金会对绝经前女性所做的一项研究表明，小麦麸具有降低血液中诱发乳腺癌的某些因子含量的作用，对预防乳腺癌大有益处。专家们发现，每天吃点用小麦麸做的食物，可在半年内使癌前息肉明显缩小。

（7）海藻类食品：沿海地区的女性患乳腺癌比较少。日本和欧美国家一样同属发达国家，但日本乳腺癌发病率比一般西方国家要低得多。研究发现，这是由于日本女性常吃海藻类食品，如海带、紫菜、裙带菜等。日本人吃海藻居世界首位，平均每人每天4.9~7.3克。海藻类食品是一种含钙较多的碱性食品，癌症患者血液多呈酸性，常吃海藻能调节血液酸碱平衡，达到防癌治癌目的。

（8）酸奶：酸奶中含有高活性乳酸菌和嗜热链球菌，它们的产物可干预人体内的肝肠循环，以减少人体对脂肪的吸收，减少乳腺癌的发病（脂肪是乳腺癌的重要原因）。同时，还可增加人体免疫球蛋白的数量，以利于提高机体的营养水平，降低乳房疾病的患病率。

（9）红皮水果：新加坡研究人员发现，红色表皮的水果有助于预防乳腺癌和前列腺癌，也有助于治疗已经罹患这些癌症的患者。它们不仅含有多种维生素，而且含有抗癌和阻止致癌物质亚硝基胺合成的物质。

（10）鱼类及海产品：尤其是甲鱼、泥鳅和各种海鱼（如黄鱼、带鱼、牡蛎、海参、章鱼、鱿鱼）及海产品（如海带、海萝、海蒿子）由于富含多种微量元素，有保护乳腺、抑制肿瘤生长的作用。

（11）各种食用菌：如茯苓、银

耳、黑木耳、香菇、猴头菇等是天然的生物反应调节剂，能增强人体免疫功能，提高机体的抗病能力，有较强的抗癌作用。

急性乳腺炎患者的保健要点

乳腺炎患病初期，患者可自己用冰袋局部冷敷，但要避免冻伤皮肤，持续3～4小时后，去掉冰袋，待皮肤复温后再重复冷敷，至乳房炎性肿块压痛消失为止。

当乳房感染后，应停止哺乳。为了防止乳液淤积，可用吸奶器吸出，或用手按摩，不可旋转挤压或用力挤压。也可令成人吸去淤奶弃之，热敷后再按摩效果更好。

乳房疼痛时，用胸罩或三角巾托起患乳，脓未成可减少行动牵痛。破溃后应使脓液畅流，防止袋脓。

平时应注意乳房清洁，勤换内衣，保持心情愉快，饮食宜清淡，忌辛辣。积极配合医生治疗，促进疾病早愈。

通常情况下，急性乳腺炎的预后较好。关键在于早期发现，早期治疗。消散痊愈的时间及病程长短与求治是否及时成正比。急性乳腺炎治疗后如果排乳通畅、肿痛减轻、发热渐退，就有消散希望，否则便容易化脓，易引起乳漏，迁延时日，徒增痛苦。因此，一旦患了急性乳腺炎，一定要及时到正规医院接受治疗。

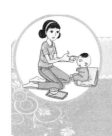

第二节
乳腺癌

 什么是乳腺癌

乳腺癌是发生在乳腺上皮组织的恶性肿瘤，是一种严重影响女性身心健康，甚至危及生命的最常见恶性肿瘤之一，国内发病率居女性恶性肿瘤的第一、二位，城市约（30～50）／10万。全世界每年约有120万女性发生乳腺癌，50万女性死于乳腺癌，自20世纪70年代末开始，全球乳腺癌的发病率每年以2％的速度递增，西方发达国家为高发区，我国虽为低发区，但近年也有明显上升趋势，每年以3％的速度增长，尤其以发达地区及沿海城市明显。

乳腺癌是一种全身性疾病，早期癌细胞即可随血液或淋巴液等播散全身，形成早期的远处转移，给乳腺癌的临床治愈增加了很大困难。癌细胞转移至全身重要脏器如肺转移、脑转移、骨转移等都将直接威胁人的生命，因此，乳腺癌是严重危及人体生命的恶性疾病。

大多数乳腺癌以无痛性肿块为主要临床表现，乳腺癌筛查开展得好的地区，通过定期乳腺X线摄片或乳头溢液行乳管镜检查可检出无症状或不能扪及肿块的早期乳腺癌。乳腺癌是目前能进行二级预防的癌肿之一，而且治疗效果是肿瘤中较好的，所以，乳腺癌是可防可治的。

 发生乳腺癌的高危因素

世界卫生组织提倡对肿瘤知识的宣教而不是普查，是因为所谓肿瘤的高发，在与其他常见病相比则仍属低发。因此，乳腺癌的普查主要在高危人群中进行。

乳腺癌的危险因素主要来源于病例——对照和人群的流行病学研究，也就是暴露于某种因素人群的疾病发生率的比较，称为相对危险性（RR），如果相对危险性RR是2，那么我们就认为暴露于某因素的人群患病可能性是未暴露于某因素人群的2倍。

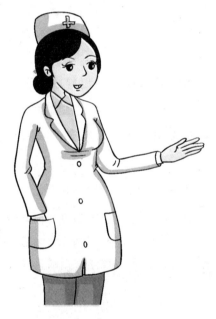

（1）高危因素中最主要的是年龄和家族史。国外乳腺癌的发病高峰是50岁以后，我国女性乳癌高发年龄段比美国提前10年左右，这与欧美国家女性乳腺癌发病显著不同，美国女性杂志报道50岁以后的

乳腺癌为74.6％，而我们的资料显示，50岁以前女性的乳腺癌患者达69.2％。乳腺癌具有明显的家族聚集性趋势是可以肯定的，乳腺癌患者亲属比其他人群更容易罹患乳腺癌，其中一级亲属即姐妹、母女间的影响尤为显著。一级亲属的乳腺癌如发生在绝经前，乳腺癌的风险增高2倍；如发生在绝经后，风险仅增高50％，所以亲属患癌的年龄愈小，风险愈大；受累人愈多，风险愈高。因此，乳腺癌患者的亲属是筛查的重点对象。

（2）内分泌因素中月经、婚姻、生育、哺乳等状况与乳腺癌的发生密切相关，说明内分泌激素的水平及活性在乳腺癌的发生中起重要作用。月经初潮年龄小于12岁，绝经年龄大于55岁，行经年龄超过35年，初次分娩年龄晚，乳腺癌的风险增加。

（3）既往有良性乳腺疾病史以后患乳腺癌的风险增加，特别是乳腺不典型性增生。一侧患乳腺癌后，另一侧患乳腺癌的风险增加5倍以上。肥胖和高脂肪饮食因脂肪组织可以产生少量的雌激素，使患乳腺癌的风险增加。

（4）其他因素：如环境行为因素、精神因素、电离辐射及化学制品，等等，均与乳腺癌的发生有直接或间接的联系。

早期乳腺癌常常无症状，多在定期筛查时发现。乳腺癌一旦出现症状，主要表现如下：

（1）无痛性肿块：是乳腺癌最常见的临床表现，占80%～90%。多数患者常因发现乳房无痛性肿块而来院就诊，多数为不规则肿块，质地硬，边界欠清，有的也可呈扁平状、小结节状或不规则的形状。早期肿块能推动，晚期可固定。值得注意的是由于乳腺癌普查的开展，乳腺X线摄片发现不能扪及肿块的早期乳腺癌日渐增多。所以，不能扪及肿块就不能诊断乳腺癌的观念正在转变。

（2）局限性腺体增厚：约占8%，乳腺局部腺体较为致密，不易触及肿块，而只表现局部增厚，触之较硬，表面呈结节状，不随月经周期变化，常误诊为乳腺增生症，必要时可作穿刺或切除活检帮助诊断。

（3）血性乳头溢液：是乳腺导管内癌（早期乳腺癌）的主要临床表现，常不能扪及肿块。血性溢液中9%～10%为导管内癌所致，主要依靠乳管镜诊断。

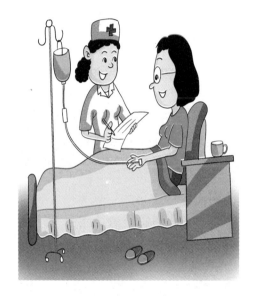

（4）乳房皮肤改变：早期乳腺癌侵犯乳房悬韧带导致其缩短，则向下牵拉皮肤，引起皮肤的局部凹陷，即"酒窝征"。晚期乳腺癌细胞直接侵犯皮肤，可出现湿疹样变、结节、溃疡等表现，晚期肿块表面皮肤溃烂出血，奇臭难闻；若癌细胞阻塞了真皮的淋巴管，则造成乳房皮肤水肿，由于皮肤毛囊处组织致密，对皮肤牵张形成点状小孔，呈"橘皮样"改变；另外还可

有皮肤炎性样变及静脉曲张等。

（5）乳头改变：由于乳腺癌细胞的浸润和破坏，使乳腺腺管和韧带发生缩短、硬化等变化，位于乳头下面或附近的肿块可以牵扯乳头使之向癌肿方向回缩、固定；湿疹样癌可以在乳头及乳晕有湿疹样改变，形成脱屑、糜烂，症状反复。

（6）腋淋巴结肿大：作为乳腺癌首发症状少见（除非隐匿型乳腺癌）。大多提示乳腺癌病程进展情况，转移的淋巴结一般触之较硬，不规则，可有融合或粘连，活动度欠佳。之后可发生锁骨上淋巴结的转移。在晚期由于腋窝淋巴结广泛转移，压迫累及淋巴管，造成上肢淋巴回流障碍，引起患侧上肢淋巴水肿。

（7）远处转移的表现：乳腺癌可通过血液或淋巴途径发生远处转移，好发部位为肺、骨、肝、脑等，转移部位可出现相应症状。

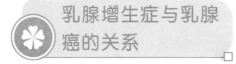

乳腺增生症与乳腺癌的关系

依据世界卫生组织最新乳腺病理分类，乳腺增生症的病理变化可以分为两大类：普通增生和非典型增生。前者是指导管扩展、囊肿病、腺病、大汗腺化生、肌上皮细胞增生症等。非增生性病变的乳腺癌相对风险是1.27，但增生性病变或有不典型增生的增生性病变增加乳腺癌危险性，其中无不典型增生的增生性病变乳腺癌相对风险（RR）是1.88，有不典型增生的增生性病变相对风险达4.24。所以，普通增生不增加乳腺癌风险，但非典型增生病变明显增加乳腺癌风险，包括不典型导管上皮增生、不典型小叶增生及多发性乳头状瘤，这类病变归为乳腺癌前驱病变。值得一提的是，临床上常见的囊性增生病实际上是乳腺囊肿、导管上皮增生、非典型增生、腺管型腺病及大汗腺化生等多种病变的综合"症候群"。在这些病变中只有非典型增生性病变才增加乳腺癌风险，其他病变均与乳腺癌关系不大。因此，不宜夸大普通乳腺增生症的乳腺癌风险，使患者过度治疗。

怎样预防乳腺癌

乳腺癌一级预防是病因预防，

但安全的乳腺癌一级预防仍然是一个长期的目标，现在已经有两个预防性研究完成，一个是通过服用抗雌激素药物三苯氧胺可降低50％的危险性，另一个是采用双乳切除术至少降低95％的危险性。

（1）乳腺癌化学预防：化学预防是采用合成化学药物来转、抑制或防止癌前病变向浸润癌转变。

（2）预防性双乳腺切除术：乳腺癌1号基因突变患者发生乳腺癌的预期危险变为21％，而且容易发生双侧乳腺癌。由于伴BRCA1突变乳腺癌的ER阴性率达70％～80％，三苯氧胺预防效果不佳，采用双乳腺切除术可能是一种可行的预防。但是，因乳腺癌1号基因检测的技术要求高，对双乳腺切除术预防作用仍有争议，国内一时还很难接受这一乳腺癌预防手术。

（3）乳腺癌二级预防：尽管乳腺癌的一级预防取得了一些研究成果，但仍缺乏预防乳腺癌有效的安全方法，医疗保健系统转向早期发现（二级预防）和改善治疗（三级预防）相结合以增加乳腺癌患者的存活率。

 如何早期发现乳腺癌

早期乳腺癌的治疗是比较容易和有效的。乳腺癌局限于乳房时，其5年存活率为80％，转移到淋巴结存活率为46％，远处转移存活率仅10％；美国相应的数据分别是97％、76％和20％；0～Ⅰ期乳腺癌5年生存率达90％以上。因此，降低乳腺癌死亡率的关键在于增加早期乳腺癌的比例。这种方法被称为"重视早期发现"。美国0～Ⅰ期比例则达52％，0期乳腺癌比例为20％；我国（北京）0～Ⅰ期乳腺癌的比例仅20％～22％，二十多年无明显增加。

造成发现乳腺癌较晚的因素之一是女性对乳房肿块的评估过迟，或医师认为没有肿块不能诊断乳腺癌而延迟诊断。在新加坡，一项大规模的乳腺X线摄片随机试验发现：通过普查发现的乳腺癌，64％是原位癌（0期）或Ⅰ期乳腺癌，而对照组女性仅有26％的乳腺癌处在早期，因为这些癌症是在女性或者是她的医师注意到有关的症状后才确诊的。

提高公众预防乳腺癌的意识，鼓励推出系统的健康法规和服务条例，以及增加女性接受检测和治疗服务。在这些法规实施之前，医疗机构应提高一线医务工作者的乳腺癌预防意识，并进行早期识别乳腺癌的技术培训，作出正确的治疗转诊决定。教育公众早期发现的乳腺癌是可以治愈的也有非常重要的意义。

早期发现主要靠普查，目前有3种乳腺普查的方法。其中两种：临床乳腺检查和乳腺自查都是通过对乳房的触摸完成检查。

（1）临床乳腺检查：由受专门训练的医务工作者完成，他们知道怎样触摸和探查女性乳房的肿块或乳腺癌的其他症状。临床乳腺检查既可用作普查，也可用作诊断，但在初级卫生保健中临床乳腺检查更多地用于普查。在美国，遗漏乳腺癌诊疗失误索赔的主要原因是初级保健医师所致。普查操作不细致的医师遗漏乳腺癌的可能性更大，由于有些女性乐于接受临床乳腺检查普查，此时临床乳腺检查普查就显得特别重要。

在加拿大进行的大规模乳腺X线摄影试验发现，单独临床乳腺检查与临床乳腺检查和X线摄片联合检查能一样有效降低乳腺癌的病死率。在日本进行的每年临床乳腺检查群众普查的研究结果也得到了同样的结论。然而以临床乳腺检查进行普查的益处尚需进一步研究证实。由于临床乳腺检查的效果完全依赖于医务工作者的手法和技术，技术训练和规范操作是非常重要的。在训练乳腺检查技术时使用硅胶乳房模

专 家 提 醒

随机临床研究已证实，临床乳腺检查和／或乳腺X线摄片普查可使乳腺癌的死亡率降低，在50～69岁的女性降低约1／4，在40岁的女性可以降低约18%，单独应用临床乳腺检查可检出3%～45%的乳腺X线摄片普查遗漏的乳腺癌。尽管临床乳腺检查还没有统一的技术标准，但用竖条方式进行临床乳腺检查可能更容易发现肿块。在普查项目中，所有年龄在35或40岁以上的女性应当每年接受一次临床乳腺检查。这项技术的诊断敏感性估计为54%，特异性为94%。

型实践触摸能产生较好的效果。随时间的推移，医务工作者的操作手法可能发生变化，因而定期监督能有效保证他们严格按照规程操作。研究表明，经过训练的护士操作临床乳腺检查能与医师做得一样规范，因此完全可以培训社区医务工作者完成这项工作。

（2）乳腺自查：曾被癌症协会推荐并在世界范围推广，对其有效性正在进行研究。目前还没有充分

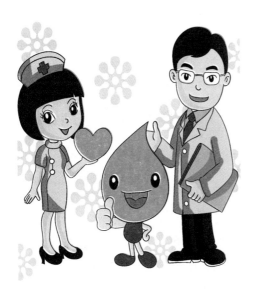

的证据证明定期乳腺自查可以降低乳腺癌的病死率。在上海进行过一项大规模的随机试验，尽管所有参加测试的女性对自查技术都经过严格的训练和不断强化，乳腺自查可

检出更多的良性乳腺疾病，对肿瘤大小和分期无帮助，也不能降低死亡率。也有人认为乳腺自查可减少"间期癌"的发生率。对年轻女性进行乳腺X线摄片灵敏度有限。所以，对年轻女性乳腺癌1号基因和乳腺癌2号基因携带者进行乳腺自查仍有意义，经过训练其乳腺自查的准确性将提高。

（3）乳腺X线摄片：该方法能检测到触诊感觉不到的小的早期癌瘤和良性乳房异常，其敏感性远高于临床乳腺检查，为83%～95%，尤其对绝经后乳房组织不太致密的女性诊断更为准确，改变了"没有乳腺肿块不能诊断乳腺癌的传统观念"，其中90%的0期乳腺癌是通过乳腺X线摄片诊断的，但国内一半是通过乳管镜发现。乳腺X线摄片不能检测到每一个肿块，它对50岁以上女性所有癌瘤的漏检率为10%，对年轻的女性漏检率甚至更高。由于乳腺X线摄片对年轻女性敏感性低，更因为年轻女性乳腺癌的发生率较低，故专家们不赞成该方法用于50岁以下的女性进行普查，无论其价效比如何，进行普查的时间间隔也值得商榷。不同的国家现在采用

1～3年不等的时间间隔。

乳腺X线摄片对50～69岁危险性一般的女性普查可使乳腺癌的死亡率降低30％～50％，但对50岁以下的女性尚存争议。由于美国女性78％的新发乳腺癌和84％的死亡率发生在50岁以上，因而上述研究结果具有重要意义。乳腺X线摄片对乳腺癌的敏感性随年龄增加而增加，而特异性不变，30～39岁敏感性为77％，40～49岁为87％，50岁以上为94％，特异性为93％～95％。可见50岁以下乳腺癌应用乳腺X线摄片普查仍有较多的遗漏，因此要靠其他检查来弥补，如临床乳腺检查或乳腺B超检查等。

乳腺X线摄片是目前唯一确定筛查有效的方法，但是其价效比高。乳腺X线摄片普查需要复杂的仪器，不断的胶片和化学试剂、熟练的操作人员拍片和有经验的放射科医师来读片，以及稳定的质控以达到合理的精确水平。

总的来说，乳腺癌的发病率增加，预防措施仍局限，一级预防仍无安全有效的方法，早期筛查的二级预防是目前乳腺癌预防的唯一选择。

乳腺癌的主要治疗方法

乳腺癌综合治疗的方法较多，目前成熟的治疗方法概括为局部治疗（包括手术、放疗）和全身治疗（化疗、内分泌治疗及靶向治疗）。

乳腺癌的手术治疗包括乳腺癌保乳术、全乳切除术、改良根治术、经典根治术等手术。

大多数乳腺癌仍须手术切除，放射治疗作为局部辅助治疗措施之一。放射治疗至少在以下几个方面对改善手术治疗效果有较大帮助。①浸润性乳腺癌行保留乳房的手术后应行放疗；②病理报告中1～3个淋巴结转移，但位于Ⅱ、Ⅲ水平淋巴结者；或淋巴结转移≥4个者；③临床Ⅲ期乳腺癌，特别是肿瘤>5厘米和腋淋巴结转移多于4个时，应行术后放疗；④病理证实胸骨旁淋巴结阳性者（照射锁骨上区）。

与手术相关的放射治疗的目的是减少局部治疗的复发率，提高总体疗效。

乳腺癌的化疗

乳腺癌预后的改善得益于手术与化疗的相互补充。已有大量资料显示，辅助化疗可减少1/3患者复发、1/6~1/5患者死亡；使腋窝淋巴结阳性患者的死亡率下降10%~12%，阴性患者死亡率下降2%~5%。乳腺癌的化疗适应证为：

1. 晚期及术后复发和远处转移

已不能用局部治疗手段控制肿瘤发展的乳腺癌，此类患者的治疗以化疗为主，且预后较差。

2. 与手术相关的化疗

（1）新辅助化疗：局部晚期乳腺癌患者直接手术可能导致术后很快发生局部复发，并增加远处转移危险，必须先术前化疗，且应不少于2个疗程，待原发肿瘤缩小易于手术时再行手术治疗。

新辅助化疗意义：①消灭微小病灶，降低细胞活力，减少术前、术中肿瘤转移扩散机会；②防止耐药细胞株的形成；③可估计化疗敏感性，以便于选择后续化疗药物，如术前化疗效果不明显者，术后可

考虑改变化疗方案，同时化疗后临床症状的变化有利于判断预后；④可使肿瘤和腋淋巴结转移灶缩小，从而简化手术，减少手术的难度和并发症；⑤可增加保乳手术的机会；⑥对因其他原因须延迟手术病例，术前化疗可控制肿瘤发展。

（2）术后辅助性化疗：也称预防性化疗。其目的是在经有效的局部治疗后，针对可能存在的微转移，防止复发和转移而进行的化疗，属于预防性化疗。

术后辅助化疗的指针多根据病理学类型、腋窝淋巴结有无转移、激素受体状态的等因素而作出选择：①腋窝淋巴结阳性的浸润性乳腺癌：此类患者因较多存在潜在的血行转移癌灶，无论绝经前、后均宜进行辅助化疗；②腋窝淋巴结阴性者除原位癌及微小癌（直径<1厘米）外均应进行辅助化疗。一般认为淋巴结阴性而有高危复发因素者，如直径>2厘米，雌、孕激素受体阴性，病理组织学分级差，年龄大于35岁，肿瘤S期细胞百分率高，癌细胞分裂象多，异倍体肿瘤及癌基因过度表达等。

乳腺癌的内分泌治疗

乳腺癌有半数以上雌激素受体（ER）和孕激素受体（PR）阳性，内分泌治疗是乳腺癌综合治疗的重要环节。

在乳腺癌采用内分泌治疗时需要明确以下基本原则：

（1）内分泌治疗必须以切除标本组织的雌激素受体和孕激素受体检测结果做指导，盲目应用内分泌治疗的方法是不可取的。

（2）25％～30％乳腺癌中存在2号基因过度表达，有报道认为这类患者对三苯氧胺的治疗不敏感。

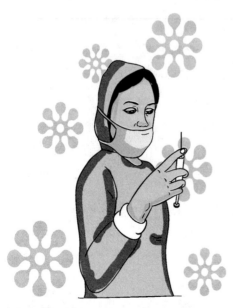

因此，开展2号基因或其蛋白的检测，更有利于提高内分泌治疗的预期效果。

（3）化疗和内分泌治疗同时叠加应用：内分泌治疗可能使肿瘤细胞生长抑制而影响化疗的作用。推荐的方法是待化疗结束后两周再应用内分泌治疗3～5年，可减少肿瘤复发和远处转移率。

（4）常用的内分泌治疗药物：①三苯氧胺：系非甾体激素的抗雌激素药物，其结构与雌激素相似，可在靶器官内与雌二醇争夺雌激素，三苯氧胺、雌激素复合物影响DNA的转录，从而影响肿瘤细胞的生长。三苯氧胺的用量为每天20毫克，至少服用3年，一般服用5年。该药安全有效，不良反应有恶心、呕吐、潮热、静脉血栓形成、眼部不良反应、阴道干涩或分泌物增多。长期服用后少部分病例可发生子宫内膜癌，但其发病率低，预后良好。故三苯氧胺内分泌治疗方面的应用利大于弊；②芳香酶抑制剂：临床常用的如来曲唑、阿那曲唑、依西美坦等，它们能抑制肾上腺分泌的雄激素转变为雌激素过程中的芳香化环节，从而降低雌二醇，达到治疗乳腺癌的目的，主要用于绝经后的乳腺癌患者。

（5）随着临床免疫学和分子生物学理论和相关生物高技术的快速发展，应用现代免疫技术、基因工程技术等建立的细胞因子、抗体、肿瘤疫苗和各种基因治疗等肿瘤生物治疗方法已经显示非常广阔的前景，并已用于乳腺癌的临床治疗。例如抗乳腺癌2号基因蛋白的单克隆抗体赫赛汀在乳腺癌2号基因过度表达的晚期乳腺癌患者的应用，能延长生存率。但赫赛汀价格昂贵，尚不能广泛应用于临床。因此，目前临床上对乳腺癌的综合治疗仍是围绕手术治疗正确采用放疗、化疗和内分泌治疗的综合治疗。

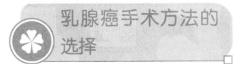

乳腺癌手术方法的选择

乳腺癌的手术选择要依据乳腺癌的分期、医疗条件和技术水平进行。

1. 乳腺癌保乳术

手术包括完整肿块切除和腋窝淋巴结清扫。肿块切除时要求肿块周围包裹适量的正常乳腺组织，确保切除标本的边缘无肿瘤细胞浸润。术后需辅以化疗、放疗等。欧美国家采用保乳术的比例已超过50％，国内为5％～10％，仅在条件好的大医院开展。

手术指征：能接受乳腺放射治疗并且能达到手术切缘阴性和术后乳房美观的都是乳腺癌保乳手术的适应证。保乳术的绝对禁忌证为多发病灶、患侧乳腺曾经接受过放射治疗、妊娠期间及手术切缘无法达到阴性。对于乳腺癌伴免疫性疾病、胶原血管性疾病者也不宜行保乳手术。

2. 全乳切除术

手术范围必须切除整个乳腺，包括腋尾部和胸大肌筋膜。手术指征：早期乳腺癌、微小癌和原位癌等；患者年老体弱、伴有心肺等重要脏器功能损害，不能耐受根治术或改良根治术者；晚期乳腺癌放疗、化疗前和后的减瘤术等。另外，全乳切除术加腋淋巴结清扫是不能行保乳术患者的一种手术选择。

3. 乳腺癌的改良根治术

包括1918年Patey创立的保留胸

大肌、切除胸小肌的改良根治术和1963年Auchincloss创立的保留胸大、小肌的改良根治术，前者淋巴结的清扫方便，可达到根治术的效果；后者腋窝上组淋巴结的清扫较困难。改良根治术因具有同根治术相同的治疗效果、较小的创伤、术后较高的生活质量，现在国内临床上应用较广，是不能和不愿行保乳术患者的主要选择，国外应用已少。

4. 乳腺癌经典根治术

1894年Halsted创立了根治术，手术包括整个乳房、胸大肌、胸小肌、腋窝及锁骨下淋巴结的整块切除。皮肤切除范围一般距肿瘤3厘米，可清除腋下组（胸小肌外侧）、腋内组（胸小肌深面）、腋中组（胸小肌内侧）三组的淋巴结。该手术创伤较大，随着"乳腺癌自发病开始即是一种全身性疾病"观点被大家认可的今天，此方法在临床上应用渐少。

5. 乳腺癌扩大的根治术

在根治术的基础上行内乳淋巴结的清扫，切除2～4肋软骨，清除1～4肋间淋巴结。目前临床罕有应用。

6. 卵巢去势术

雌激素在乳腺癌的发生、发展和转移过程中起着重要的作用，减少雌激素的分泌或阻断雌激素对乳腺的作用，可缓解疾病进展，渐少肿瘤的复发和转移、提高生存质量。双侧卵巢切除在治疗乳腺癌中的作用尚有争议，一般用在绝经前的晚期乳腺癌患者。

专家提醒

乳腺癌是一危及女性健康的主要疾患，手术是其主要的治疗手段之一。但随着人们对乳腺癌生物特性认识的加深、对生活质量要求的提高、早期乳腺癌检出率的增加以及围手术期综合治疗手段的进一步合理和有效，传统的、破坏性手术——根治性或改良根治术在临床的应用逐步减少，代之以乳腺癌保乳术。

乳腺癌治疗的相关问题

（1）乳腺癌保留乳房：随着对乳腺癌生物学特征的深入研究，已逐渐认识到乳腺癌并非一种局限性疾患，早期阶段就是一种全身性疾病，即血行转移在乳腺癌的扩散中起了更为重要的作用。基于此，全球开展了大量的保乳临床试验证实保乳术和根治术两组患者的无病生存率、远处转移率和总生存率均无差别；保乳手术加放射治疗后第二原发癌和对侧乳腺癌的发生率与根

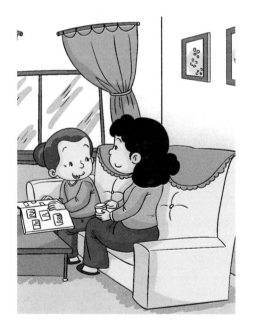

治术相比并无明显增加。因而乳腺癌治疗保留乳房是可行的，既达到了治疗的目的，又保留了女性的美丽，目前欧美等发达国家保乳手术占到了50％左右。

保乳手术通常包括肿瘤切除和腋窝清扫两部分，总体原则是充分

切除肿瘤的同时兼顾美容效果。乳腺癌保乳手术+放疗是早期乳腺癌治疗的一个重要方法，对于患者的美容需求及生存质量有重要意义，已成为主要的治疗趋势。保乳手术切口设计方面，目前多数学者采用美国外科乳腺癌和肠癌辅助治疗计划（NSABP）推荐的切口设计，做肿瘤切除和腋窝清扫两切口。肿瘤切除方式通常有3种：肿瘤局部切除、肿瘤扩大切除和象限切除。目前采用较多的是肿瘤扩大切除，即将肿瘤连同其周围1～2厘米的正常乳腺组织整块切除。保乳术后放射治疗是在全乳腺照射50戈瑞后再在病发处局部加量，通常是用电子束或组织间近距离放射治疗。最新国内研究也证明早期乳腺癌保乳术是完全可行和安全的。

（2）乳房切除后乳房再造：尽管乳腺癌可行保乳手术，但仍有不少患者因此而切除了乳房，给患者身体和心理都造成了严重创伤。随着医学整形美容技术的进步，乳房重建技术也日渐成熟，再造乳房已成为乳房切除后重要的康复手术。乳房重建是使患者重新获得一个与健侧乳房对称、体积及形态相仿的

乳房。乳房重建术后恢复了女性完整的形体美，同时亦消除了心理上因丧失乳房而带来的障碍，恢复其自尊、自信及社会参与意识。目前，从技术上说，任何乳房切除术后的重建都是可能的。

常用的乳房再造方法包括：假体植入法、背阔肌或腹直肌皮瓣法和肌皮瓣法加假体植入法，目前采用较多的是假体植入法，可分一期或二期进行，因其创伤少，效果好，易推广而受到推崇。

（3）妊娠/哺乳期乳腺癌：妊娠期和哺乳期乳腺癌是一种特殊类型的乳腺癌，由于哺乳期乳腺癌患者内分泌的变化及其对癌瘤产生的影响与妊娠期乳腺癌相似，所以常将二者统称为妊娠期乳腺癌。其诊断标准为妊娠期、哺乳期或产后1年内确诊的原发性乳腺癌。虽然乳腺癌是最常见的妊娠合并恶性肿瘤，但其发病率很低，妊娠期乳腺癌国外报道占全部乳腺癌的1%～2%，国内为1%～8%。因妊娠时雌激素、催乳素水平明显升高，肾上腺皮质激素、生长激素分泌增多，乳房明显增大，血运丰富；同时血液中T淋巴细胞总数下降，使

机体免疫防御功能有所减弱，这些生理变化有利于肿瘤的生长与扩散，容易出现瘤体较大及腋窝淋巴结转移，本人和临床医师易忽视乳腺肿瘤而延误诊断，多数患者就诊时已属中晚期。如发现可疑乳房肿块，可行B超、活检等手段诊断，并严密观察。

现代医学技术多能保证手术安全，因手术发生自发性流产、早产和其他意外的可能性很小。是否终止妊娠和行辅助放疗、化疗或内分泌治疗，应根据患者具体情况而定。①放疗对胎儿有影响，应推迟到分娩后进行，但开始治疗的时间不应迟于术后3～6个月。②对于化疗，大多数的回顾性研究表明：妊娠早期不宜化疗，而妊娠中晚期（妊娠6个月后）化疗是相对安全的。③研究发现，妊娠期乳腺癌与激素受体阴性及2号基因过度表达相关，且内分泌药物有明显的致畸性，在妊娠早期应避免使用三苯氧胺。

（4）术后的结婚生育：乳腺癌患者术后只要病情允许，是可以结婚生育的。结婚生育、幸福和谐的家庭生活不仅不会加重病情进展，而且愉

悦的心情能增强机体的免疫力，有益于疾病的康复。

但是由于35岁以下、腋窝淋巴结转移，特别是未婚女青年患者，病情进展快，其中一部分较早期出现了淋巴结和血行转移，预后较差，一般结婚后暂不宜生育，妊娠期间雌、孕激素水平的升高会使病情急性进展；而且放、化、内分泌治疗对胎儿的发育不利；一般建议术后3～5年，未发现明显的肿瘤复发、转移，病情稳定，方可考虑结婚生育。且婚前要认真进行全面的体格检查，做好充分的生理、心理准备，同时有专科医师的孕期保健指导。

（5）乳腺癌治疗后夫妻生活：乳腺癌治疗后是完全可以过性生活的，性生活不会使乳腺癌复发。适度的性生活能促进夫妻感情，使双方心情愉快，从而能提高机体的免疫功能，对于乳腺癌患者的恢复有好处；但是，要注意适度，顺其自然，既不要纵欲过度，也不必强行克制。

乳腺癌术后患者性生活障碍主要是心理因素，因乳房为女性第二性征，它不仅能保持女性获得性的刺激，而且能激发男性的性兴奋，因此对失去乳房这残酷的现实，女性是受尽了困扰，强烈的自卑心理给性生活蒙上了一层层阴影。这通过心理辅导和外周环境的调整可予改善，使患者的性生活会得到满足的。此外，随着科学发展，人类审美观念提高，乳腺癌手术从原来传统根治术过渡到保乳术以及术后开展一

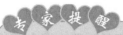

专家提醒

研究表明：乳腺肿瘤的发生、发展是多基因介导、多阶段演变的复杂事件。在今后的一段时间内，手术治疗仍是乳腺癌首选的治疗手段，放射治疗作为局部辅助治疗有选择地用于某些病例，尤其是保乳术后的放疗，但仍无法控制全身转移。无疑，乳腺癌疗效的提高必将依赖于多学科综合治疗的实施，即治疗上要更多地从乳腺癌的生物学角度考虑，增强整体观念，兼顾对肿瘤的根治性和提高患者的生存质量。治疗方法的选择及顺次安排要根据不同病期、因人而异，有机联合。

期、二期乳房再造，满足术后患者心理上的需求，从根本上改变乳腺癌术后患者性生活的压抑心理。

（6）乳腺癌的综合治疗：20世纪70年代，随着对乳腺癌生物学特性认识的深入，国外专家等提出了"乳腺癌自发病开始即是一种全身性的疾病"的新概念，即手术切除范围似不影响治疗效果，主张缩小手术范围，而加强术后综合辅助治疗，这一观点今天已得到大家的认可。

乳腺癌术后怎样进行功能锻炼

由于乳腺癌手术中需切除胸大肌及神经，加之腋部瘢痕愈合，术后上肢抬起有困难；同时，由于腋下淋巴结的清扫，致使淋巴回流受阻，上肢水肿，故术后上肢功能锻炼很重要。锻炼应在术后早期开始，早期进行锻炼可使三角肌、斜方肌和背阔肌尽快恢复功能，如在手术瘢痕形成之后再锻炼，效果较差。

具体锻炼方法如下：术后1～3日，患者卧床期间，应锻炼手、腕部及肘关节的功能。可做伸指、握拳和屈腕、屈肘等锻炼；术后的3～4日，患者可坐起，开始进行屈肘运动；术后5天解除固定患者上肢的胸带后，患者可练习手掌搭对侧肩部及同侧耳部的动作；术后9～10日拆除切口缝线，可锻炼抬高患侧上肢，将患侧的肘关节屈曲抬高，手掌置于对侧肩部。初时可用健侧手掌托扶患侧肘部，逐渐抬高患侧上肢，直至与肩平；术后14日，练习将患侧手掌置于颈后，使患侧上肢逐渐抬高至患者自开始锻炼时的低头位，达抬头、挺胸位，进而能以患侧手掌越过头顶并触摸对侧耳部为止。为扩大肩关节的活动范围，还可做扶墙锻炼，加强抬高患侧上肢的功能。面对墙壁，分足而立，弯曲双肘，手掌扶墙，与肩同高，然后屈指、伸指使双手向上移动；出院后，应继续坚持患肢的功能锻炼。可重复做上述各项练习，特别是扶墙抬高上肢的运动，可使上肢及肩关节的活动范围逐渐恢复正常。同时配合手臂摇摆：双脚分开站立，向前弯腰，手臂下垂，摆动双臂至肩的高度，双臂来回摆动，肘勿弯曲；取一根绳绕过门框或门帘杆，人站杆下，双手各持绳的一端，手臂离开身体，伸直，然后左右臂交替拉动绳子，反复进行。

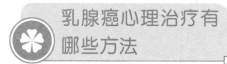

乳腺癌心理治疗有哪些方法

（1）放松练习：通常来说，放松练习有助于减轻恐惧感，并缓解肌肉的过度紧张，使神经得到放松，呼吸变得顺畅，心跳和脉搏变得平稳，供血良好的身体就会感到温暖而且活力无限。这些练习可以帮助患者减少情绪方面的压力，因此许多进行过这些练习的患者表示，通过这些练习，她们学会了更合理分配自己的精力。而且，通过这些放松练习睡眠障碍也得以消除。患者如果总是有意识地给自己减压的话，身体和精神就会得到放松，并且有能力克服困境。

在肌肉放松训练当中，无论是平躺还是坐姿都应在短短的几秒钟之内尽可能地放松各个肌肉。这种练习应循序渐进，而每一部分的肌肉都至少应前后进行2次练习。这种练习比较传统的方法为，从手部和

手臂开始，首先右边，然后左边，接着就是脸部放松，然后为背部肌肉放松，接着肩部、胸部与背部的上半部分，最后为腹部肌肉、腿部和脚部肌肉，直到脚趾。在练习的过程中身体会感觉到舒适的热度和沉重感，同时会感到身体更有活力。

在进行加入意念的练习时需要考虑练习者的意志力。练习者在坐姿、站立或者平躺时，将注意力集中于一点，并调整呼吸，这种练习对潜意识会产生显著的影响。一开始每天应进行3次练习，每次练习的时间为几分钟，一段时间过后，每天进行1次练习就够了，但练习的时间可随个人意愿加长，直到身体觉得舒适为止。

（2）幻想法：幻想法在乳腺癌的治疗过程中被赋予了新的含义：创造精神画面并且以此为自身的幸福努力的艺术。在与癌症患者共同参与的过程当中，通过分散患者的想法为前提，让患者在深度放松的状态中无意识地在脑海中产生画面。

原则上，这种被分散的想象力可以运用许多种不同的形式来提高身体的状况，并且以此有意识地对身体产生影响，使得患者对于治疗

的意志力有所增强。幻想法最为重要的前提是拥有一个松弛的身体和放松的心境。人的各种感觉都可以共同参与"大脑里的探险"，画面的想象可以被看到、闻到、听到、感觉到。

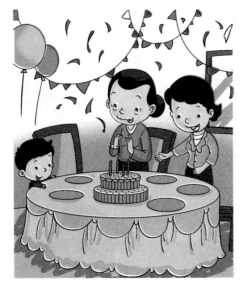

而对大多数的人来说，如果幻想自己变成了一个小孩或者利用所有的感官去感受以前曾经经历过的一个美好画面，能够直接得到放松。即使是在苦难的时候，想象自己是一个小女孩正在翩翩起舞，就能够为自己通向快乐和生活的乐趣打开一个通道。

患者应该想象一下，她们体内强大的白细胞是如何攻击、战胜和消灭弱小的癌细胞的，那些有利的白细胞和可恶的肿瘤细胞可以不同的形态出现：一方面看成是鲨鱼、老鹰和食肉动物，另一方面看成所有虚弱无力的生物。这一练习最终以对自己的想象结束，成为一个健康而快乐的人。许多肿瘤患者在接受放疗和化疗的同时使用这种幻想法，通过自己在治疗当中不再沦为"牺牲品"，而是扮演"指挥者"的角色，使许多患者成功地克服了恐惧。

不过，幻想法同样存在着危险，它可能会导致患者过高地评估自己利用思考力与癌症作斗争的能力，应始终铭记着：把自己想象得强大些，就会变得健康。

（3）冥想法：有经验的冥想者认为，定期的冥想练习，可以促进自我意识的提高。这种与沉思相联系的精神方面的经验也许可以帮助患者，至少可以让患者暂时不再忧虑，取而代之的将是安静。这一联系的目标在于，使患者只着眼于现在，增强身体和精神的注意力。由此，许多冥想者越来越注意自身的健康，通过定期地了解自我，可以和内心世界直觉性的自我意识建立一种联系。

（4）心理治疗和心理咨询：通过一个获得资格认证的心理专家的帮助，患者可很好地解决癌症确诊后及手术后出现的一系列心理问题，如强烈的恐惧感或精神抑郁，与他人交往的问题，以及在家庭中和工作岗位上的困难。一些女性患者依赖于心理治疗，因为她们担心别人用一种异样的眼光看待她们，认为她们可怜或者可怕，从而无法很好地与别人沟通，并且导致许多

痛苦，影响人际和家庭的关系，通过心理专家及时的帮助就可以得到控制。

患者在进行心理治疗时，就应将自己的意图对医生说清楚，这样对双方来说有利于建立更为清晰的关系。心理治疗的效果最关键的因素就是患者和心理专家之间的关系。当然，如果心理专家能够掌握多种不同的心理治疗的方法并且将此与患者的治疗相联系，就会取得更好的效果。

治疗的形式基本上可以分为个体治疗、小组治疗和家庭治疗。哪种治疗对自己最为合适，取决于自己所面临的问题及参加者的意愿，当然与治疗医生所提供的可能性也是密不可分的。在癌症心理社会的康复护理阶段，单独交谈可持续到50分钟。交谈如何进行及在哪里进行，是一件需要双方沟通达成一致的事情。通常来说，在癌症康复护理的阶段，大约为20分钟。如果所遇到的危机较小，只是为了了解自我，那么治疗的时间通常会长一些。如果愿意的话，在单独接受治疗的过程当中，患者的同伴偶尔可

专家提醒

绘画、音乐、雕塑等可以帮助接受过乳腺癌手术的患者，让她们再次找回自己的出路，并且通过一系列创造性的活动，也许可以学会更好地理解自我，将自己的感情用一种固定的、对自己没有危险的形式来表达。这样或许可以成功地使患者从平时所习惯的形式当中发展出新的形式，并且发现自我创造性的能力。有不少癌症患者，甚至晚期癌症患者重新找到了生存的价值，也树立了生活的信心，甚至成为有名的艺术家。

以参加进来。

乳腺癌患者术后自我锻炼方法

（1）梳头：坐在桌边，桌上放几本书，将患侧肘部搁在书上，手臂放松。梳理头发，先梳同侧，再梳对侧，逐渐环绕整个头部梳理。感到累时可休息一会儿，坚持每天练习几次。

（2）扶墙：面对墙壁，分足而立，弯曲双肘，使手掌贴住墙壁。开始时指尖相当于双肩的高度，然后利用手指一屈一伸的动作，使双手向上移动，直至双臂完全伸直。

（3）转绳：面对房门，用一条绳子系在门把手上，游离端用患侧手抓住，另一手叉腰，像三人跳绳游戏那样甩动绳子，开始慢，以后快。累时可换健侧手做同样的练习。

（4）棒操：双手握棍，分开约70厘米，双臂伸直，举棍过头，屈肘，置棍于头后。重复操练。

（5）滑杆：取绳一根，悬于浴室或窗帘的横杆上，人立在横杆下，双手各持绳的一端，伸直手臂，使左右臂交替上下滑动。反复练习。

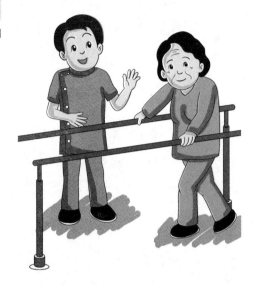

（6）拉肘：分足而立，两手左右侧平举，然后屈肘，双手抱于颈后勾紧两侧手指，双肘向前靠拢，尽量相互接触。反复练习。

（7）抓背：分足而立，健侧手叉腰，患侧手肘部向背上方屈曲，指尖触到对侧的肩胛骨。反复练习。

（8）"自由泳"：站立，向前弯腰，双手向前平举自然垂向地面，右臂前伸超过头部，同时左臂向后摆，像"自由泳"一样，左右臂交替做，注意肘部不应屈曲。

（9）摆臂：站立，向前弯腰，手臂自然下垂，双臂同时从一侧肩部水平挥向另一侧，在胸前做弧形运动。注意不要屈肘，保持两臂平行，反复练习。

（10）触墙：面墙而立，双手伸直扶墙，手臂与肩保持同一水平位，缓慢屈曲双肘，身体前倾，前额触墙，再慢慢伸直双肘，身体回复原位。在练习中应保持头、躯干和腿成一直线，反复练习。

以上康复锻炼，可在医护人员的指导下进行，注意循序渐进，量力而行。

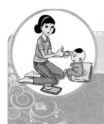

第三节
乳房疾病的预防

为什么要学会乳房自查

从乳房疾病发病状况分析，无论良性病变或恶性病变，近20年来每年呈逐渐上升的趋势。由于多种因素所致，其良性病变人数也在逐年增加，如果良性病变没有及时控制，没有正规的治疗，恶变率就会增加，虽然通过普查或专科医生检查能发现一部分良性病变和乳腺癌的患者，但如果能学会自查乳房疾病，无疑是一个更好的手段，既无损伤又无经济上的负担，还可及时发现乳房疾病，尽早去医院治疗。

有60％的乳腺癌患者是在洗澡、更衣或其他偶然机会发现乳房有肿块，这是一种无意识的自我检查行为。但是，这组乳腺癌的人群中约1/3的患者已经失去了根治的机会。如果学会自查乳房的方法，发现乳房内有肿块（良性病变或恶性病变）的机会就会大大地增加。在开展自查乳房病的人群中，我国著名学者徐光炜教授报告的一组数据中提示：乳腺癌生存率明显提高，治疗后存活8年以上的可达61％；而未行自查的乳腺癌患者8年生存率仅占34％。这就说明，凡是经自查发现的乳腺癌多为早期癌；而经就诊（未行自查）发现的乳腺癌，一般多为中、晚期，往往失去根治的机会。因而，学会自查乳房肿块是早发现、早诊断、早治疗乳腺癌的一种重要手段，对于提高患者的生存率有重要意义。

态，对于明确诊断有利。

乳房自查选择什么时间最佳

乳房自查的最佳时间是经期后一周，此时是乳房比较松软时期，能够客观地检查出乳房内的肿块。

从理论上讲，乳房检查有一定时限性，无论是被动检查或是自我检查都有一定时限，确定时限的目的主要是为了取得比较客观的检查结果。乳房在一个月之内，随内分泌激素与月经周期的变化而变化。上一个月月经停止后至下次月经来潮前的一段时间，雌激素水平增高，乳房内可出现一系列的变化，如导管扩张、水肿，血管扩张，组织充血的发生，排卵后孕激素和催乳素水平同时增高，致使乳房变大，张力增高，乳房肿胀并出现胀痛，此时如果进行乳房检查，往往会出现假象体征，难以做出正确判断。

在月经来潮之后，雌激素和孕激素水平降低，上述出现的生理性增生现象复原，尤其在月经停止后一周，此时乳房变软、变小，此期间是自我检查和被动检查的最佳时机，能反映出乳房内病变的客观状

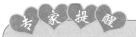

门诊就诊的患者以月经来潮前就诊者占的比例很大。许多患乳腺小叶增生的患者因在经前一周开始乳房胀痛并呈渐进性加重，此时来院就诊者颇多。作为专科医生遇此情况，不可能拒绝患者就诊的愿望，也不可能让患者等到月经来潮后一周再来看病。因此，作为一个乳腺专科的医生，此时此刻应无条件地接受患者的求医要求。在检查中，应考虑到患者经前乳房所处的特殊状况，检查结果应去除乳房的"虚拟"因素，就可以获取一个正确的诊断。如果没有考虑到患者月经前乳房内出现的特殊变化，会给正确诊断打上折扣，从而给治疗上带来某些误差。

综上所述，应尽其可能告知所有患病的女性，在月经停止后一周是乳房检查最佳时机。如果做不到这一点，乳腺专科医生就应针对具体情况做具体分析，找出行之有效的治疗办法。

乳房自查有哪些方法

一般可采取立位、坐位、平卧位。其中在立位或坐位时，如有条件也可采用镜前检查（即自己对着镜子进行检查）。具体方法可分为视诊和触诊。

1. 视诊

采用立位（或坐位）脱去上衣，面对着镜子进行自我检查。

（1）观察外形：双侧乳房是否对称，大小是否相等，乳房是不是等高。双侧乳房外形是半球状、扁平状、圆锥状、悬垂状，还是"巨乳"状。观察乳房单侧有无明显增大或缩小。观察乳房表面有无包块隆起，有无局部凹陷，有无静脉曲张，有无"酒窝"征，有无"橘皮"征。

（2）观察皮肤：仔细观察皮肤有无色素沉着，或色素脱失。皮肤有无红肿、水肿，有无溃疡、糜烂，有无湿疹样改变或渗出物，有无瘘管开口和分泌物。

（3）观察乳头、乳晕：注意双侧乳头、乳晕颜色有无变化，有无色素沉着。双侧乳头是否在同一水平线上，双侧乳头或单侧乳头有无内陷，是半内陷还是完全性内陷。观察乳头回缩状况及方向的改变。观察乳头、乳晕有无破溃、糜烂、渗出和湿疹样改变，乳晕周围有无瘘口和分泌物。

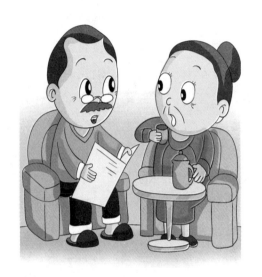

2. 触诊

（1）双手交叉检查法：双手交叉检查法即用右手检查左侧乳房，用左手检查右侧乳房；除拇指外其余四指并拢微曲，用掌面轻柔地对乳房滑动检查，切忌抓捏乳房或用力过猛；顺序由外上象限至外下象限，再由内上象限至内下象限；如果乳房过大，检查完外圈后，检查之手再向内侧移动，按上述顺序重复一次；检查乳头、乳晕，改用中指和食指沿乳头、乳晕处仔细检查（因此处肿块比较小，不要有遗漏），要反复多次检查。

（2）注意乳房的张力和硬度：经前期的乳房张力较大，通常人们说的乳房十分饱满，如果伴有乳腺小叶增生时，触压时痛感较明显。有急性乳腺炎时，皮肤可有红肿，局部皮肤温度高且有明显触压痛。炎症早期张力大，乳房内可以触到一个疼痛的硬结，脓肿形成时局部有波动感。癌性肿瘤的患者，由于癌组织阻塞了淋巴管，皮肤可出现水肿，并且张力增大。此时癌组织质地很硬，表面凸凹不平，但触痛并不明显，局部皮肤温度可能升高。

（3）乳房内肿块的触诊

①确定肿块所在部位：确定肿块的位置是十分重要的，可以做到自己心中有数。据专家统计，乳腺癌有60％发生在外上象限，12％发生在乳晕下方，12％发生在内上象限，10％发生在外下象限，6％发生在内下象限。

②确定肿块大小：发现肿块后要确定肿块的大小，一般以厘米为

单位表示肿块大小。作为自查者，以厘米为长度单位有时会出现误差，可用鸡蛋大小、花生米大小、黄豆大小进行估计，做到心中有数。在测量大小后要注明检查日期。

③肿块的边界：发现肿块后，一是要反复推移，判定肿块边界是否清楚。例如，纤维腺瘤、囊肿等边界很清楚；而硬化性腺病、乳腺癌之类的肿块边界一般不清楚，有一种牵扯感，甚至边界呈不规则状，或分叶状，或哑铃状等。

④肿块的形状：纤维瘤、囊肿等，可呈圆形或椭圆形，可以是单发的，亦可以是多发的，有时大小不等而相间。乳腺小叶增生的团块、硬化性腺病的团块、乳腺癌的肿块都呈不规则状。尤其是硬化性腺病的团块可呈盘状、索条状、结节状。乳腺癌的肿块极不规则，有时有凸凹不平。

⑤肿块的硬度：肿块硬度的分型各家学者不统一，有的分三型：软（以口唇为准）、中度（以鼻尖为准）、硬（以前额为准）。分四型者除前三型相同外，第四型为坚硬型（以骨头为准）。我们倾向于后者，因为有相当一部分乳腺癌患者的

肿块质地坚硬而无痛且固定。

⑥肿块的活动度：纤维瘤、囊肿活动度较大；其他乳腺良性病变，如乳腺小叶增生症、硬化性腺病并瘤样结节生成等，其活动度均可推而动之，但幅度不太大。而乳腺癌的肿块因与周围组织有粘连，肿块固定，很难推动，几乎没有活动度。

⑦肿块的疼痛：纤维瘤是无痛性肿块；囊肿一般亦无疼痛，但有时有胀感，如果单一较大囊肿合并感染时可出现明显触痛；急性乳腺炎的硬结有明显触痛；典型的乳痛症（小叶增生的早期阶段）和典型的小叶增生症触痛十分明显；硬化性乳腺病有时可以没有触痛，即使有触痛亦较轻微；乳腺癌肿块很少有触痛，即使有亦很轻微，说明乳腺癌到了较晚期或合并有感染。

（4）乳头的触诊

①乳头内陷：如果自查者发现乳头内陷，一定要判断清楚是完全性内陷，还是不完全性内陷。用右手拇指和食指提及内陷乳头，如可以把乳头提及出来并有充血变大，放手后又回缩原状，此称乳头不完全性内陷；如果乳头无论采用什么方法都提不出

来，此称乳头为完全性内陷。

②乳头和乳晕处有无瘘管存在：如有瘘管存在，轻轻挤压瘘管观察有无分泌物流出，并观察分泌物的颜色、性状、有无臭味。就医时要将这一情况告知医生，以便医生用探针探查瘘管的深度并进行分泌物的镜下检查。

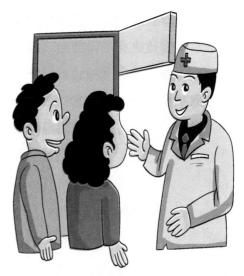

③乳头有无分泌物溢出：自查者有乳头溢液或溢血时，可用拇指和食指轻轻挤压乳头，观察液体颜色、性状（是否黏稠或稀薄）、量的多少及有无臭味。

④乳头和乳晕处有无皮肤改变：如有皮肤粗糙、渗出、结痂等湿疹样改变征象，不要轻易涂搽带颜色的外用药物。由乳腺专科医生排除派杰病（乳腺癌的特殊类型）后，

去皮肤科就医。

一些大乳房或悬垂乳房，立位时乳房下方的肿块不易查出。仰卧位双侧乳房摊平，对于乳房底部和下方的肿块一般均能查清，检查的顺序同立位，检查的手法亦同前。必须提醒自查者，在仰卧位如果发现某一部位有肿块时，可用对侧的手将肿块按压住，自己慢慢起身后用检查的手探定肿块滑动到什么部位，然后确定其位置，放手后再在此位置上用手触摸肿块是否存在；如果失败，再平躺后进行触摸，反复多次就能确定肿块的位置。

乳房自查是一种方法，如果能真正学会这种方法，对自己一生都会受益匪浅。

发现乳头溢液后怎样检查

乳头溢液是乳房疾病的常见症状，其重要性仅次于乳房肿块。

哺乳期乳头溢液属生理性，而非哺乳期或非妊娠期的乳头溢液则是病理性的，需要进一步检查、治疗。如果溢液为浆液性、血性或水样，均应行外科手术探查，结果为恶性者，需进一步手术治疗。一般乳头溢液多由乳房良性疾病引起，乳腺癌的乳头溢液在7％以下，所以患者不必过分恐慌。主要检查包括以下几项。

（1）脱落细胞学检查：应用显微技术观察涂在玻片上的乳头溢液或病变乳头、乳晕表面刮取物，依据脱落细胞特征判定良性、恶性乳房病变。此方法简单、快捷、经济、无损伤，易为患者所接受，同时也是一种有诊断价值的方法。

（2）乳腺导管造影术：是经溢液乳管口插入导管，注入造影剂摄影显影，可清晰显示乳管内病变的部位及范围，弥补平片之不足，尤其对乳头溢液而体检无肿块，X线检查无钙化及其他征象的病例有较大的诊断价值。导管造影方法简单、安全、无不良反应，对乳管内乳头状瘤的诊断很有价值。

（3）乳管内镜诊断法：可以在

直视下观察乳管内病变的准确位置和性状，能够区别乳头状瘤及乳腺癌的不同表现，该项检查不仅能做术前确诊，而且对提供导管内恶性肿瘤的治疗方案有一定参考价值。

为什么要重视乳房的定期检查

近年来，我国女性的乳房疾病呈逐年上升的趋势，乳腺癌在我国许多城市已成为女性的"第一杀手"。为此，我们应从下面几点认识乳房疾病在我国发展的严峻性：

（1）乳房疾病在每个年龄段都可发生：有不同类型的乳房疾病侵袭着女性身体，这与人体其他脏器发病与年龄分布有所不同。

（2）乳腺癌每年以2.4%的速率递增：在我国，乳腺癌发病率虽然较美国等发达国家为低，但我国乳腺癌发病出现的"双高"现象值得人们关注，即患病率高、病死率高。这与美国乳腺癌患病率高而病死率低形成了鲜明的对比。

（3）乳腺癌普查：我国启动"百万女性乳腺癌普查工程"，比美国的乳腺癌普查晚了30年，美国普查范围可达70%左右，查出的早期乳腺癌占80%；而我国，临床诊断的早期乳腺癌仅占20%左右，中晚期乳腺癌占80%。这是造成我国乳腺癌患者病死率高的重要原因。

专家提醒

为预防乳房疾病肆虐广大女性的身体健康，我们必须坚持定期乳房检查。定期检查乳房是防病治病的重要手段。女性的两类癌症都可以在很普通的体检中发现，一是乳腺癌，二是宫颈癌。查体中如果发现有癌症的疑似病例，再通过某些辅助检查，基本上可以确定诊断。这与检查身体其他部位的癌症费时、费力、花钱多比较起来要简单。定期检查发现的癌症往往属于早期癌，这对患者的预后极为有利。仅仅是一次十分普通的乳房检查，就可以挽救一个人的生命，因此定期检查是一个非常值得提倡的最佳举措。

（4）我国乳房良性病变发病趋势呈逐年增高：近年来，仅增生性病变患病率已占适龄女性的60％，有些生活水平高的城市女性可达70％左右。由于乳房良性病变增高，恶变概率也相应增高，这是令人十分担忧的问题。

（5）防范意识淡漠：这是现今女性乳房疾病患病率升高的重要因素。

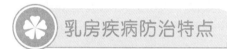

乳房疾病防治特点

乳房是体现女性性征的特有标志，也是女性身体的重要腺体之一。女性常把丰满的乳房作为形体美的主要象征。同时，自古以来女性用自己甘甜的乳汁哺育着后代。呵护好女性的乳房，少受疾病的侵袭，是每个女性都要重视的问题。

（1）女性乳房疾病发病的年龄跨度长：从新生儿开始，母体带出来的雌激素可使新生儿双乳头出现肿胀、硬结；进入儿童时期，可出现"乳房过早发育症"、"性早熟的乳房发育症"、"肥胖儿的单纯乳房发育症"等。经历了青春期的

发育阶段、成熟期的乳房良性肿瘤的发生，以及妊娠期、哺乳期、中年期、绝经期后若干年，每个阶段都可能患有不同的疾病。长达数十年的防病治病是乳房疾病防治工作特点之一。

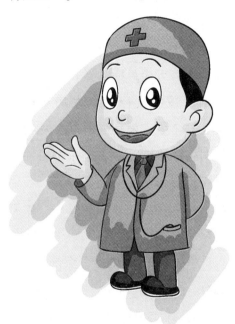

（2）乳房疾病的发病种类多：可多达数十种。外伤、畸形、炎症、皮肤病、寄生虫病、肿瘤、增生性病变、癌症等，男性患乳房疾病也屡见不鲜。所以，乳房罹患疾病的病种繁多，患病率高，是乳房疾病防治工作的特点之二。

（3）雌激素是乳腺致癌的重要因素：乳腺癌发病多与自身分泌的雌激素有关，这是许多学者公认的事

实。雌激素是人体唯一能致癌的甾体激素，这是与人体内分泌的众多激素所不同的，其他激素的多与寡只能造成内分泌失调方面的疾病，并非引起癌症。这是乳房疾病防治工作的特点之三。

（4）女性占世界人口的一半：女性加上少部分男性也可患乳房病，乳房可能患病的数目是十分庞大的。按照流行病学发病规律分析：一个器官发病的时间，从婴儿起到生命终结，数十年中都可能有发病机会；而发病的病种又可多达数十种（良性、恶性病变）；能够引起发病的器官数目又可多达世界人口总数的一半，甚至还会超过这个总数。这样，乳房疾病发病的概率是相当高的，这是乳房疾病防治工作特点之四。

（5）多种因素都可导致乳房疾病发病：除人体内分泌失调是其原因外，诸如环境污染、放射线辐射、遗传、不良的饮食习惯和不良的生活习惯，以及天灾人祸等诸多先天的或后天的因素都有可能是乳房疾病的致病因素。众多致病因素的存在，这是乳房疾病防治工作特点之五。

（6）乳腺癌的病理分型复杂：乳腺癌从发病到死亡，快则仅数月或一年左右，慢者可迁延十余年之久，在临床上很难发现。就乳腺癌的病理分型，比其他器官的癌症病理分型要复杂得多，可达二十余种。这是乳房疾病防治工作特点之六。

（7）不重视乳房疾病的早期治疗：有些人对自己所患的乳房疾病不予重视，尤其对自身所患的良性病变漠不关心，如患乳腺纤维腺瘤的年轻女性多见，劝其手术治疗，结果是一拖再拖，等有了恶变倾向则后悔莫及；患乳腺增生症的患者每年春天为发病季节，双乳疼痛剧烈，就诊时开些药，服后疼痛缓解，再不来随诊了，日久则病情加重。农村女性就诊时，有的乳腺癌已经到了晚期，失去了最佳治疗时机。有相当多的女性对自己乳房疾病抱着不是积极治疗而是漠不关心的态度。这是乳房疾病防治工作特点之七。

（8）普查工作不规范：我国乳房疾病呈逐年递增趋势，乳腺癌的患病率也逐年上升。作为防病治病重要手段之一的普查工作，却跟不上形势的需要。每年，许多地区的医院对广大女性进行妇科普查工作，在普查中仅增加一个乳房检查的项目，这种乳房检查往往由妇科医生取而代之，并没有建立一个十分规范、全面、系统的普查制度，这样做难免会给许多患乳房疾病的患者带来漏诊、误诊。

乳房疾病普查的重要意义

（1）乳房疾病普查是发现早期乳腺癌的重要手段：早期乳腺癌发现后，可以提高患者5年生存率、10年生存率，并降低病死率；如果采取保乳治疗，患者的生活质量会相应提高，由乳腺癌引起的患者心理压力也会降低；还可降低根治性手术后的致残率。总之，乳腺癌的早期发现，对乳腺癌的防治非常重要。

（2）普查所发现的乳房良性肿瘤可尽早手术治疗：这样就杜绝了恶变的可能；普查中发现的增生性病变，可以尽早进行药物治疗，消除了癌变的隐患；普查中有时可能发现十分罕见的乳房疾病，及早治疗可清除隐性疾病。

（3）可早防早治：通过大规模普查可以发现各个年龄段的发病特点，从中寻找出防治措施，以达到防病的目的。通过广泛的普查，可从流行病学的观点寻找我国女性（东方女性）乳房疾病发病的特点及临床表现，从而可以针对我国女性发病状况，以及城乡女性发病差异进行研究，制定出防病治病的措施，找出规律进行防范。

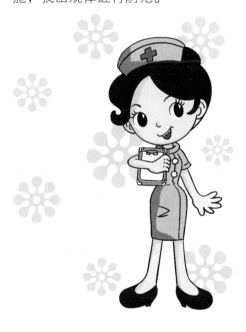

（4）通过普查可以记录所有受检人员的资料：年年查、年年记录、年年追踪观察，从中寻找出各种职业女性、各种生活习惯女性的发病状况，找出规律，制定措施，从根本上达到治病防病的目的。每个女

性备有一份完整的乳房疾病记录，如果在她们身上发现了有关疾病发生的蛛丝马迹，就可以采取果断措施进行治疗。

怎样才能预防乳房疾病

（1）本着"有病早治、无病早防"的原则，患了乳房疾病要尽早地去专科门诊就医。

（2）要重视自己所患的乳房疾病，即使病情较轻也应该积极治疗。因为乳房疾病有不断变化的临床特点，它的致病原因并不是任何人都能察觉到的，它的发病是在潜移默化中进行的，一旦发现自己乳房有任何不适或有肿块、疼痛、乳头溢液，应立即去医院诊治。

（3）去医院就医要持之以恒，不要因为症状减轻就认为"病好"了，应该听从医生的安排。

（4）所有女性无论处于哪个年龄段，都有患这样或那样的乳房疾病的可能性，要学会自查乳房的方法，随时发现自己乳房上出现的蛛丝马迹，尽早去医院就诊。

（5）不要盲目使用丰乳药或隆胸，即使自己有隆胸的适应证，也必须去专科医院就医，由技术娴熟的专业医师进行隆胸手术，不要贪图便宜，因小失大。

（6）绝经期后不要盲目服用含有雌激素的保健品或纯激素药物，如果因某种疾病需要用雌激素类药物治疗，应在专业医师指导下用药，否则将会带来不良后果。走出乳房疾病治疗中的误区，实际上是给自己在乳房患病后选择了一条治疗疾病的捷径，能使自己尽快地恢复健康。

预防乳房疾病为什么要从小抓起

有许多疾病往往都是因为儿童时期或青春期就埋下了"祸根"，在成人后就会发生许多病变，乳房疾病就是其中之一。如果在儿童期和青春期防范得很好，在成人后乳房就会很少发病或不发病，所以预防乳房疾病要从小抓起。其中包括孩子们的饮食起居、生活习惯、学习环境、兴趣爱好等诸多方面。

（1）防止肥胖：目前，小孩成为"胖墩"的比比皆是。根据有关资料显示，我国肥胖儿童已占儿童总数的10%，并以每年8%的速度递增。我国儿童肥胖率、超重率分别为12.1%和11.9%；小学男生、女生肥胖率分别为14.8%和9.2%。令人十分震惊的是，按这个数据计算，我国肥胖儿童将以每5年翻一番的速度增长。

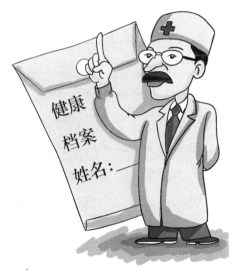

肥胖对于女孩而言，将会给乳房造成不少潜在的病变，不仅少女时会发生，也为成人后埋下"祸根"。

①由于肥胖女孩体内堆积的过多脂肪，在脂肪组织中可衍化出较多的雌激素类物质，进入血中后就可以刺激乳房过早发育或引起乳房肥大症等。由于从小就埋下了隐患，成人后在此基础上就可以演化出许多乳房疾病。

②由于女孩肥胖，体内雌激素增高，可使女孩提前进入青春发育期。女孩可以出现第二性征发育，甚至有月经出现。但是这种发育并非真正意义的青春发育期，因为下丘脑——垂体——肾上腺——性腺这个发育的轴链并未启动，没有促性腺激素的参与，生殖细胞发育停滞，故虽有月经来潮，但没有排卵，不具备生殖能力，造成这种结果，我们称之为假性性早熟，事实上是因为肥胖惹的祸。月经初潮在12岁之前，这在成人后患乳腺癌的概率就会增加。

（2）注意有无性早熟：性早熟不只是由肥胖所造成。导致性早熟的成因还有女孩下丘脑或垂体患上器质性病变，如肿瘤、脑外伤或先天性畸形等，可以过早地启动发育，促使女孩过早地发育，导致性早熟。后天外源性含雌激素食物使体内雌激素增加，导致一部分性器官发育，造成性早熟，引起这类性早熟的原因可占九成。前者多引起真性性早熟，具备了生殖能力；后者多为假性性早熟，不具备生殖能力。为此，家长应该从源头上抓起，杜绝一切不良的因素和不佳食物，以免酿成后患。

在乳房疾病防治中有哪些误区

（1）女性工作较集中的单位，许多人患了乳腺小叶增生症，大家认为此病无关紧要，是女性的多发病。因而发病后，不去积极就医者占多数，往往失去了治疗的最佳时机，如乳腺增生症一拖再拖，可发展成硬化性乳腺病，有的也可形成乳腺多发性囊性病变或瘤样结节性腺病。这些良性病变如果没有积极治疗，就容易导致乳腺癌。

（2）有的女性患了乳房疾病不去正规医院乳腺专科就医，而是轻信一些"游医"、"神医"、"土郎中"的什么"祖传秘方"、"验方"。结果花了一大把钱，病还没有治好，甚至越治越重，失去治疗的最佳时机。

（3）有的患者在乳腺增生发病期间，双乳周期性疼痛较为剧烈时，也曾去医院诊治，当服用药物后乳痛症状得到控制，就以为自己的病"好了"，不再去医院继续治疗。乳痛症状缓解，只能说明病情有了进一步好转，倘若乳房块状物没有彻底地治疗，会埋下转化成乳腺癌的祸根。因此，在治疗中应持之以恒，一定要坚持治疗。

（4）由于治疗的不规范，治疗效果不好，患者对于继续治疗往往失去了信心，甚至有的患者不再去医院诊治，自己任意去药店买点儿药一服了之。

（5）至今有相当一部分患乳房疾病的患者，仍然不知道到医院该看什么科，不少患者来到综合医院后不去就诊乳腺专科，或普通外科，而是挂号去妇产科，责任心强的妇产科医生给患者指出乳房病应该去外科诊治，但有极少数妇产科医生也给患者看了病，拿了药，而使患乳房疾病的患者得不到规范治疗，甚至延误了治疗时机。

（6）极少数的乳腺专科医生（均属普外科医生），在他们接诊乳房疾病患者中，过多地提出要给患者进行手术治疗，使一些本来不具备手术适应证的患者因惧怕手术，从此不愿再去医院就诊，失去药物治疗的机会。乳房疾病就诊的门诊患者，80％～90％属于良性病变，绝大部分是需要药物治疗的，无须进行手术，这是许多患者得不到正规治疗的误区。况且，许多女性对于乳房手术认为是"破相"，不愿意手术者居多。所以，掌握好手术指征是十分重要的。

（7）有一部分专科医生，在乳房内没有扪及肿块，便认为该患者没有患乳房疾病。乳房内没有扪及肿块不等于乳房没有病变。作为专科医生一定要仔细检查乳房，发现患病的蛛丝马迹。隐性乳腺癌患者有时在乳房内不易发现癌灶，但腋窝可出现孤立性、质地较硬而无痛性肿大的淋巴结，可长达1～2年，医生稍加疏忽，就会延误病情。

（8）有少数年轻的专科医生认为，治疗乳房疾病没有什么高、尖、深的含金量，不注意对患有乳房良性病变的患者进行规范治疗。其实，对良性病变的规范治疗可以预防乳腺癌发病，降低发病率。

体育锻炼与乳房疾病有什么关系

有资料表明，女性的职业排球、篮球、乒乓球运动员很少发生

或不发生乳腺癌。这是因为这类运动员胸部肌肉发达，双上肢活动量很大，乳房内代谢的有毒产物易于通过血液循环带走，乳房内的雌激素也不易"久留"，因而乳腺癌发病因素减少，发病率也随之降低。此外，女运动员热能消耗大，故自身雌激素分泌量也相应减少，这是不患乳腺癌的另一个原因。

专家提醒

意大利专家对5000名女性调查表明，参加健身或体育锻炼的女性与不参加体育锻炼的女性比较，前者乳腺癌发病比后者要减少一半。每天伏案工作的女性，如果每周参加户外7小时的体育锻炼，要比每周参加2小时户外体育锻炼的女性患乳腺癌的发病率低24%。

有专家指出，如果有乳腺癌家族史的女性，在采用体育锻炼预防乳腺癌时，必须加大运动量才能达到预防的目的，每周至少要进行户外锻炼4小时以上方有效。

美国哈佛人口研究中心对2000多名曾是运动员的女性调查显示，

长期从事体育运动可以预防妇科癌症和乳腺癌。调查还发现，未参加运动的女性乳腺癌患病率比参加运动的高2倍。该项调查结论是：青春时期就开始体育锻炼的女性不易患癌症，其中包括乳腺癌。

美国南卡罗来纳北方癌症治疗中心的科学家对1000多位40岁以下的女性调查发现，每周锻炼4小时的女性患乳腺癌可能性要小60%；如果每周锻炼8小时者，其患乳腺癌可能性要小30%；如果20岁以前的女性就参加体育锻炼者，其患病概率则更小。

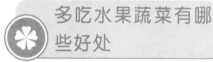

多吃水果蔬菜有哪些好处

（1）蔬菜和水果中含有大量纤维素、半纤维素、果胶、树胶和植物胶等成分，是肠道内"清道夫"，能夹带着肠道内生成的雌激素类物质排出体外，可以降低体内的雌激素水平，因为雌激素过高是发生乳腺癌的元凶之一。另外，由于肠道内纤维素的存在，可以解决便秘问题。便秘者由于粪便积聚过多，细菌大量繁殖，在此过程中

生成了多种致癌物质，这些致癌物质经肠道吸收后，刺激乳腺组织细胞癌变。纤维素可以清除肠道内粪便，从而使致癌物质生成的环节被破坏，降低乳腺癌发病率。

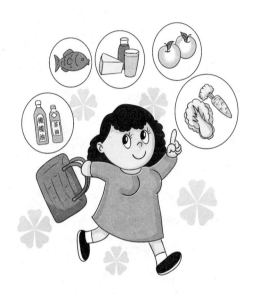

（2）白菜里含有吲哚-3-甲醇，可以帮助体内分解雌激素，而雌激素是导致乳腺癌的元凶。据报道，女性每天吃500克白菜，人体能吸收500毫克吲哚-3-甲醇，可使体内帮助分解雌激素的酶增加，使乳腺癌发病率下降。中外科学家一致认为，白菜是乳腺癌发病的克星。

（3）胡萝卜素被人体吸收后能够转化成维生素A，补充足够的维生素A具有预防乳腺癌的作用。研究表明，β-胡萝卜素是捕捉过量氧自

饮用牛奶是预防乳腺癌的有效措施之一。德国慕尼黑大学医学研究所发表的一份调查报告指出，常饮牛奶有助于预防乳腺癌。同时指出，牛奶的饮用量与乳腺癌发病率成反比，每天饮用牛奶量多，乳腺癌患病率就低。据统计，每天喝500克牛奶的女性中没有一个人患乳腺癌；而在得乳腺癌的88名女性中，几乎没有一个人有喝牛奶的习惯。挪威奥斯陆大学研究小组发现，从小就喝牛奶的女性，在34～39岁患乳腺癌的危险较小。科学家们指出，牛奶预防乳腺癌要归功于牛奶脂肪里的复合亚麻油酸，它可以遏制乳腺肿瘤生长，从而降低乳腺癌的发病。

由基的能手，可以减轻其对细胞膜和基因的损伤，从而可以起到减少乳腺癌发病的作用。实验证明，维生素A长期摄入不足，将使女性患乳腺癌的危险增加20％。含有胡萝卜素较多的食物除胡萝卜外，还有韭菜、金针菜、黄玉米、南瓜、海藻、绿苋菜、芫荽、杏、红橘、枇杷、山楂等，女性多食用有助于降低乳腺癌的发病。专家认为，多食含有胡萝卜素的食物，是预防乳腺癌最佳选择之一。

常吃豆制品与乳房疾病有何关系

大豆制品有预防乳腺癌的作用，这已是许多国内外学者所公认的事实。有些国外科学家研究认为，东方女性乳腺癌患病率低与喜食大豆和豆类制品有一定的关系。外国科学家对18类不同人群进行研究发现，喜食大豆的高加索女性患乳腺癌的概率相对低14％。大豆含有大量的植物雌激素，它可以对抗人体所分泌的雌激素。研究者还发现，亚洲的移民到美国后，女性患乳腺癌的比例仍然较低，但她们的下一代改变了亚洲人喜食大豆食品的习惯而采用了西方人的食谱后，其乳腺癌的发病比例则明显高于上一代。

大豆内类雌激素就是人们通称的大豆异黄酮。异黄酮之所以具有类雌激素作用，是因为它的化学结构与雌二醇十分相似，它可以与人体组织器官的雌激素受体结合。因而，大豆异黄酮既能替代雌激素与受体结合，发挥雌激素样作用，还能干扰雌激素与受体结合，表现出抗雌激素样作用。所以，有人称大豆异黄酮为一柄"双刃剑"，它究竟表现出哪一种作用，主要取决于体内所含雌激素水平。有些乳腺增生性病变和乳腺癌的病人，体内雌激素水平高，大豆异黄酮则显示出抗雌激素作用；如果体内雌激素水平低，即显示出雌激素活性。儿童时期女孩无节制地食用大豆制品，体内异黄酮就会含量较高，此时又因女孩体内雌激素水平低，异黄酮就会发挥雌激素作用，可促使乳房过早发育，严重时就会引起假性性早熟，给女孩正常的生长带来严重的危害。而绝经后的女性因体内雌激素水平降低，食用大豆制品后，因异黄酮在体内增加，它就会发挥雌激素的作用，可以形成服用雌激素后替代效应，对于预防心血管疾病和骨质疏松有益。但一味无节制地大量食用大豆制品，雌激素效应越来越明显，诱发乳腺癌的危险性就会增加，应予以警惕。

 ## 日常生活中如何保护乳房不受伤害

1. 乳房受伤的原因

（1）生活中不小心碰伤：在日常生活中，有的女性不小心将乳房碰在桌角、床边或其他较硬的物体上，或者是意外车祸致伤，往往造成乳房钝挫伤。乳房外伤后，轻者数天可以自行恢复，严重时可出现乳房脂肪坏死，脂肪液化后可形成乳房肿块；有的外伤可形成血肿，处理不及时可诱发感染。严重的刀刺伤，应该及时进行清创缝合，注射破伤风抗毒素，进行抗感染治疗等。

（2）家庭暴力：根据有关资料

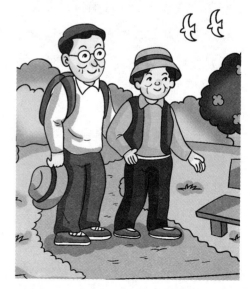

统计，家庭暴力有不断上升趋势。暴力表现之一就是对女性乳房的伤害，乳房遭到的锐器伤、钝器伤较为多见，甚至还有乳房灼伤、烫伤的发生。乳房受到伤害不仅给女性带来肉体上的痛苦，精神上也造成巨大的伤害。

（3）歹徒作案：女性遇到歹徒时，搏斗中或由于歹徒的变态心理用锐器将女性乳房刺伤，此种情况虽少见，但也时有发生。

（4）斗殴：曾经见过乳头被咬的案例，此类外伤大部分是乳房软组织挫伤和抓伤。

2. 预防乳房被伤害的方法

（1）避免单独出行，注意保护自己。

（2）遇到家庭暴力，尽量在萌芽状态时得以解决，不要使家庭暴力越演越烈，否则往往是女性受到伤害。

（3）遇见同性纠纷时，尽量不要采取暴力相争，否则会两败俱伤。

（4）日常生活中，如果出现意想不到的突发事件时，自己要迅速将双臂抱在胸前，这是预防乳房外伤的有效办法。如果胸部即将撞到较硬物体时，可用双臂支撑自己的胸部，避免碰撞乳房。如果平时经常想到用双臂可保护乳房，在遇到不测时，会立即反射性地保护好自己的胸部，这一点十分重要。

 药物丰乳有哪些危害

（1）外用的丰乳产品品种繁多，无论哪一种类型的产品，其中添加的不外乎是以雌激素为主的药物。涂搽于乳房后，在短时间内可使乳房体积稍大，停药后乳房则会缩小，甚至比原来体积还要小。与此同时，在涂搽药物的乳房皮肤上则留下局部色素沉着，或出现皮肤黑斑。更令人担心的是，乳房皮肤可以吸收雌激素进入体内，这些激素积少成多，进入人体后通过血液循环，使子宫和乳房都会有不同程度的损害，如出现月经不调或子宫内膜增厚，可引起乳腺增生性疾病或者肿瘤。

（2）极少数的年轻女孩在报刊上看到某些信息，得知雌激素是促进人体第二性征发育的激素，她们凭借着自己一知半解的知识，背着家人和好友偷偷地买些雌激素制剂服用。实际上，盲目内服雌激素制剂比外搽丰乳霜或膏的危害更大。此举不但不能使乳房增大，进入体内的雌激素还可以严重地扰乱人体内分泌功能。体内一时性过多的雌激素对子宫和乳房都会造成不同的伤害。

（3）无论是外搽还是内服后吸收的雌激素，在人体内不仅可以引起靶器官的病变，更为重要的是由于外源性雌激素进入人体后，会打乱人体内分泌的"轴链"生理功能，甚至可以抑制自身雌激素或孕激素的分泌，从而导致一系列内分泌失调，如闭经、不规则的阴道出血、乳房溢液，或出现乳房胀痛、乳房肿块等。此种内分泌紊乱如不能及时治疗，可持续多年。为此，告诫年轻的女性，如果在成年

之后发现乳房小或者较为扁平，应该去医院进行专科治疗和咨询，在专科医生指导下进行合理的治疗，解除自卑心理。对小乳房的女性，如果每天坚持乳房按摩，做扩胸保健操，或是参加适当的游泳、打乒乓球等体育锻炼，补充适量的脂肪等，都可使乳房体积增大。

专家提醒

如果乳房发育良好，仅仅是乳房内脂肪组织少而呈现乳房形态小，这类女性更没有必要为此烦恼。一旦经过妊娠、哺乳期，乳腺管会生长得长而多，发育的腺泡多而密集，此时乳房体积便会增大，哺乳断奶后如果呵护好乳房，乳房形态会比妊娠前丰满。

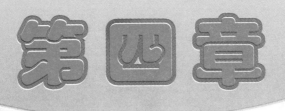

第四章

妇科炎症

妇科炎症给女性带来的困扰是很多的，白带量多，有异味，颜色异常，下腹痛，腰酸痛，外阴瘙痒疼痛等不适或多或少会时有发生，甚至已经影响到了我们的正常生活和工作。 这就需要我们平时能够养成好的生活习惯，一些小细节性的问题我们都应该时时注意，这样从预防上做到了最好，就可减少炎症发生的概率。

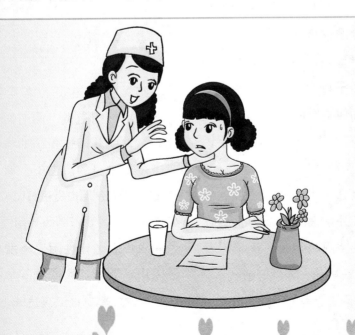

第一节

阴道炎

什么是阴道炎

阴道炎是阴道黏膜及黏膜下结缔组织的炎症，是妇科门诊常见的疾病。正常健康女性，由于解剖学及生物化学特点，阴道对病原体的侵入有自然防御功能，当阴道的自然防御功能遭到破坏，则病原体易于侵入，导致阴道炎症。幼女及绝经后女性由于雌激素缺乏，阴道上皮菲薄，细胞内糖原含量减少，阴道pH高达7左右，故阴道抵抗力低下，比青春期及育龄女性易受感染。

阴道炎临床上以白带的性状发生改变以及外阴瘙痒灼痛为主要临床特点，性交痛也常见，感染累及尿道时，可有尿痛、尿急等症状。

常见的阴道炎有细菌性阴道炎、滴虫性阴道炎、阴道假丝酵母菌病、老年性阴道炎。阴道炎是不同病因引起的多种阴道黏膜炎性疾病的总称。在正常生理状态，阴道的组织解剖学及生物化学特点足以防御外界微生物的侵袭。如果遭到破坏，则病原菌即可趁机而入，导致阴道炎。

常见的阴道炎

细菌性阴道炎、老年性阴道炎、滴虫性阴道炎、阴道假丝酵母菌病、婴幼儿阴道炎、非特异性阴道炎是最常见的阴道炎。有关部门等曾对1181例阴道炎进行研究，发现41％为细菌性，27％为真菌性，24％为滴虫性。老年性阴道炎发生于绝经以后、卵巢切除或盆腔放射治疗后，其发病率据报道高达98.5％。

老年性阴道炎有哪些特征

老年性阴道炎常见于绝经后的老年女性，因卵巢功能衰退，雌激素水平降低，阴道壁萎缩，黏膜变薄，皱襞消失，上皮细胞内糖原含量减少，阴道内pH上升，且阴道内的弹性组织减少，使阴道口豁开，阴道壁膨出，这些都会使阴道黏膜对病原体的抵抗力减弱，细菌容易造成感染，引起阴道炎症。此外，手术切除双侧卵巢、卵巢功能早衰、盆腔放疗后、长期闭经、长期哺乳等均可引起本病发生。因此，老年女性在生活中要特别注意自我护理，讲究卫生，减少阴道感染的机会。

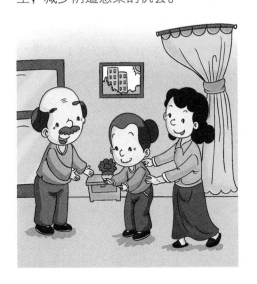

主要症状为阴道分泌物增多及外阴瘙痒、灼热感。阴道分泌物稀薄，呈淡黄色，严重者呈血样脓性白带，常易并发尿频、尿痛或小便失禁等症。妇科检查时见外阴萎缩，双小阴唇内侧面可有充血；阴道黏膜菲薄，皱襞消失，充血并有散在的小的出血点，或可见表浅的溃疡。如果阴道炎久治不愈，有可能引起阴道粘连，重者引起阴道闭锁，炎性分泌物不能排出，又会发生阴道积脓或宫腔积脓。同样，溃疡面如果与对侧粘连，也可以引起阴道粘连等病症。

婴幼儿阴道炎有哪些症状

婴幼儿阴道炎，多发生在2～9岁的幼女，是女性婴幼儿的常见病。因阴道炎多伴有外阴炎，因此，常统称为婴幼儿外阴阴道炎。

主要症状是外阴阴道痒，阴道分泌物增多。大量分泌物刺激引起外阴痛痒，患儿哭闹、烦躁不安或用手搔抓外阴，通过手指及抓伤处，更进一步使感染扩散。外阴、

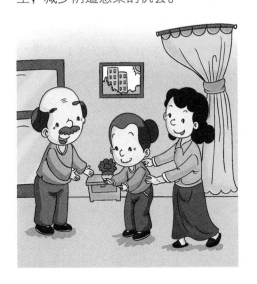

阴蒂、尿道口、阴道口黏膜充血、水肿，有脓性分泌物。部分患儿伴有泌尿系统感染，出现尿急、尿频、尿痛。多由母亲发现婴幼儿内裤上有脓性分泌物而就诊，但也有

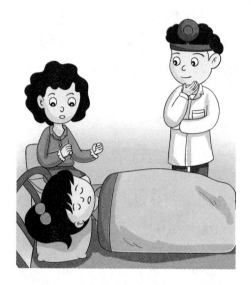

可能在急性期被父母疏忽，或因症状轻微，至急性期后造成小阴唇粘连，粘连时上方或下方留有小孔，排尿时尿流变细或分道，尿由小孔流出。粘连的小阴唇有时遮盖阴道口及尿道口，粘连的上下方各有一裂隙，尿自裂隙排出，有时临床上误诊为生殖道畸形。阴道异物可引起阴道分泌物特多，且为血、脓性，有臭味。蛲虫所致的阴道炎，外阴及肛门外有奇痒，阴道流出多量的稀薄的黄脓性分泌物。

什么是滴虫性阴道炎

　　滴虫性阴道炎是常见的阴道炎，由阴道毛滴虫所引起。滴虫的生活史简单，只有滋养体而无包囊期，滋养体生命力较强，能在3～5℃生存2天；在46℃时生存20～60分钟；在半干燥环境中约生存10小时；在普通肥皂水中也能生存45～120分钟。在pH5以下或7.5以上的环境中则不生长，滴虫阴道炎患者的阴道pH一般为5～6.5。隐藏在腺体及阴道皱襞中的滴虫常于月经前后得以繁殖，引起炎症的发作。它能消耗或吞噬阴道上皮细胞内的糖原，阻碍乳酸生成。滴虫不仅寄生于阴道。还常侵入尿道或尿道旁腺，甚至膀胱、肾盂以及男性的包皮褶、尿道或前列腺中。直接传染：经性交传播；间接传染：经公共浴池、浴盆、浴中、游泳池、厕所、衣物、器械及敷料等途径传染。

　　潜伏期为4～28天。初期感染可无症状，主要临床表现为阴道分泌物增多及外阴瘙痒，分泌物特点为稀薄脓性、黄绿色、泡沫状、有臭味。瘙痒部位主要为阴道口及外阴间或有

灼热、疼痛、性交痛等。若尿道口有感染，可有尿频、尿痛，有时可见血尿。阴道毛滴虫能吞噬精子，并能阻碍乳酸形成，影响精子在阴道存活，可致不孕。检查见阴道黏膜充血，严重者有散在出血斑点，甚至宫颈有出血点，形成"草莓样"宫颈，后穹隆有多量白带，呈灰黄色稀薄液体或黄绿色脓性分泌物，常呈泡沫状。带虫者阴道黏膜无异常改变。

危害：可并发滴虫性尿道炎、膀胱炎、肾盂炎，由于滴虫能吞噬精子，可引起不孕症，影响性生活等。

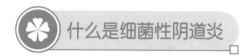

什么是细菌性阴道炎

细菌性阴道炎（BV）为阴道正常菌群失调所致的一种混合感染。是育龄期女性最常见的阴道感染性疾病。在健康女性中，阴道由于组织解剖和生物化学以及生理方面的特点，对于外界病原体的侵入有着相当强的防御能力，使病原体难以侵犯阴道，保持阴道的正常结构和生理功能。如果阴道的自然防御屏障作用破坏，如经期或妊娠期内分泌激素水平改变、性交、阴道灌洗、抗生素等对阴道固有菌群的抑制，乳酸杆菌丧失其健康状态下的优势地位而使多种致病菌，特别是厌氧菌大量繁殖，导致阴道生态系统紊乱，引起阴道炎症。

表现为阴道分泌物增多，且有泡沫，有特殊鱼腥臭味，在月经期或性交后加重，可伴有轻度外阴瘙痒或烧灼感。分泌物呈灰白色，均匀一致，稀薄。常黏附于阴道壁，但黏度很低，容易将分泌物从阴道壁拭去，阴道黏膜无充血的炎症表现。

细菌性阴道炎是由多种致病性厌氧菌感染引起的无明显黏膜炎症的一种疾病，感染率在15％～30％，且易复发。患细菌性阴道炎孕妈妈胎膜感染的比例是健康者的3倍，发生胎膜早破及早产的机会是健康者的2倍，容易早产或分娩低体重儿，她们所生下的孩子也很可能会因此带有各种缺陷。越来越多的证据表明，细菌性阴道炎是导致组织性绒毛膜炎、羊水感染、剖宫产术后子宫内膜炎及其他妊娠不良和妊娠并发症的危险因素。

另外在妇科中，细菌性阴道炎主要与输卵管炎、盆腔炎、宫外孕、不孕症、泌尿系统感染、术后感染及妇科肿瘤有关。有部分女性患者感染后得不到及时治疗，或经过不正规的治疗后，转为慢性感染或带菌者，当机体受外来及生理因素影响时，病原体可再次复活而侵袭传播，使病情反复发作不能痊愈，此时病原体又不易查出，给患者带来极大痛苦。阴道加德诺菌作为一种条件致病菌，在临床上，由于大量抗生素的应用使加德诺菌的感染率在不断地增高，且又与性传播有关，正逐步引起临床的高度重视。

专家提醒

细菌性阴道炎不但可诱发输卵管炎而引起不孕或宫外孕，而且还容易并发阴道假丝酵母菌病和滴虫性阴道炎。尤其值得重视的是孕妈妈感染后可引起胎膜早破、早产、低体重儿。而一旦胎儿受到直接感染，将易患新生儿肺炎、脑膜炎等，并可能带来各种后遗症。

患上阴道炎该做这些检查

1. 妇科检查

通过常规妇科检查，可初步筛选可能患有的疾病，并取阴道分泌物标本做必要的检查。

2. 阴道分泌物检查

阴道分泌物是女性生殖系统分泌的液体，又称为白带。本检查主要用于女性生殖系统疾病的诊断，主要检查阴道清洁度，是否有真菌、滴虫、细菌感染。

3. 阴道分泌物培养

通过阴道分泌物培养，可检查究竟是由哪种病原菌感染，为医生提供准确的诊断依据。

4. 药物敏感试验

通过药物敏感试验，可检测病原菌对哪种药物敏感，可以针对性用药，提高治疗效果。

5. 电子阴道镜检查

电子阴道镜可放大50倍，因此医生可准确、清晰地观察阴道、宫

专家提醒

如果是幼女患了阴道炎进行检查，应与成人有所区别，幼女患有外阴阴道炎时需要做的检查有：观察阴道有无异物；注意检查大便中有无蛲虫；用棉签取阴道分泌物，查找滴虫、真菌。

颈等部位的有关病变，并准确选择可疑部位做活体检查，对子宫颈癌和癌前病变的早期发现、早期诊断有相当高的价值。

阴道炎患者如何正确用药

阴道炎是困扰女性最多、最频发的妇科炎症之一。滴虫性阴道炎、阴道假丝酵母菌病、细菌性阴道炎、淋菌性阴道炎、老年性阴道炎等，阴道炎种类繁多。对于感染阴道炎的患者，为了避免反复发作，切不可盲目用药，而应依据病因及病情，在医生指导下正确合理地用药。

1. 滴虫性阴道炎

治疗滴虫性阴道炎，可以局部用药，也可全身用药，以联合用药效果最佳。局部用药可选用甲硝唑片（栓）200毫克，阴道放药，每晚1次，7～10天为一个疗程，连用3个月。全身用药可选择：替硝唑2克，口服，每日1次；甲硝唑2克，口服，每日1次；甲硝唑400毫克，口服，每日2次，7天为一个疗程；

甲硝唑200毫克，口服，每日3次，7天为一个疗程。但必须在医生指导下治疗。性伴侣需同时治疗，在治疗期间应避免性生活。此外，患者应注意个人卫生，避免不洁性交和交叉感染。滴虫性阴道炎常于经后复发，连续3次月经后检查滴虫阴性者为治愈。

2. 阴道假丝酵母菌病

阴道假丝酵母菌病患者应首选局部治疗，如：达克宁200毫升，阴道放药，每晚1次，7天为一个疗程；制霉菌素片10万单位，阴道放药，每晚1次，7～10天为一个疗程；克霉唑200毫升，阴道放药，每晚1次，3天为一个疗程。月经期或无性生活者、反复发作者及性伴侣可选择全身用药，如：酮康唑200毫克，口服，每日2次，5天为一个疗程；氟康唑150毫克，顿服；伊曲康唑200毫升，口服，每日1次。3天为一个疗程。但必须在医生指导下治疗。治疗期间应避免性生活，勤换内裤，洗涤用具均应用开水烫洗，忌食辛辣刺激性食品等。

3. 细菌性阴道炎

治疗细菌性阴道炎可选择局部用药或全身用药。局部用药可先用甲硝唑片（栓）200毫克，阴道放药，每晚1次，7～10天为一个疗程，也可选用克林霉素软膏，阴道放药，每晚1次，7天为一个疗程。全身用药有多种方案，如：取替硝唑2克，口服，共1次；克林霉素0.3克，口服，每日2次，7天为一个疗程；甲硝唑400毫克，口服，每日3次，7天为一个疗程。但必须在医生指导下治疗。治疗期间应保持外阴清洁干燥，每日清洗外阴，换洗内裤，还应禁止性生活。

4. 淋菌性阴道炎

治疗淋菌性阴道炎可选用头孢三嗪、大观霉素肌内注射，连续用药10天。同时可选用麻柳叶100克，苍术、黄连、黄柏、蛇床、地肤子各15克，败酱草20克，白头翁、苦参各30克，水煎。趁温热时洗外阴，每日1～2次，7天为一个疗程，通常1～2个疗程即可痊愈。也可以尝试以下方法：灯芯草20克、金银花、石苇、车前草各10克，一枝黄花、竹节菜、黄柏各15克，水煎代茶饮，每日一剂。也可用药渣加水再煎，取汤冲洗阴道，但必须在医生指导下进行。治疗期间，忌穿连裤袜或紧身牛仔裤，应穿棉质内裤，并且勤换，清洗外阴的毛巾和盆要单独分开。洗后的内裤要放在太阳下暴晒，不要晾置于卫生间内。不要用消毒剂或各种清洁剂频繁冲洗外阴和阴道。清洗阴部最好用清水，而不是各式各样的洗液。

5. 妊娠期阴道炎

治疗妊娠期阴道炎应根据不同病症区别对待，如治疗妊娠期滴虫性阴道炎，美国疾病控制和预防中心推荐甲硝唑2克单次剂量口服（现经美国食品监督与药品监督管理局审定，甲硝唑属B类药，孕期可以使用）；妊娠期真菌性阴道炎可局

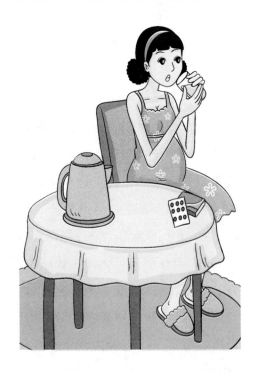

部使用制霉菌素、克霉唑治疗，禁用口服抗真菌药物；妊娠期细菌性阴道炎，可选用甲硝唑200毫克，口服，每日3次，7天为一个疗程；克林霉素0.3克，口服，每日2次，7天为一个疗程。但必须在医生指导下用药。治疗期间，准妈妈宜常用温水清洗阴部，勤换内衣，保持外阴部干燥，最好穿质软、透气的纯棉质内裤。

6. 老年性阴道炎

治疗老年性阴道炎应增加阴道的抵抗力及抑制细菌的生长。全身用药可口服己烯雌酚0.25～0.5毫克，每日1次，7～10天为一个疗程。顽固性病例可口服尼尔雌醇，首次4毫克，以后每2～4周用1次，每次2毫克，维持2～3个月。局部用药可选用醋酸或1％乳酸或1：5000高锰酸钾溶液冲洗阴道，每日1次，冲洗后每晚塞入阴道内甲硝唑或雌激素栓剂、软膏，共7～10天，严重者加用磺胺粉或抗生素，但必须在医生指导下治疗。治疗期间，应保持外阴卫生，不要为了"消毒杀菌"就使用肥皂或各种药液清洗外阴。勤换洗内裤。自己的清洗盆具、毛巾不要与他人混用。不

要因外阴痒而用热水烫洗外阴，虽然这样做能暂时缓解外阴瘙痒，但会使外阴皮肤干燥粗糙，不久瘙痒会更明显，清洗外阴时宜使用温水。

7. 少女初潮阴道炎

治疗少女初潮阴道炎，可于临睡前用温水清洗阴道口和外阴，拭干后用洁净的手指，轻轻地将洁尔阴栓推入阴道，其消炎效果很好，且不会损伤处女膜。治疗期间，应注意阴部卫生，尤其是经期卫生，每晚用温水清洗外阴，少用或尽量不用护垫，选择宽松、全棉内衣，并应勤洗勤换。

 阴道炎为什么会复发

（1）比较常见的原因是用药不规范，治疗不彻底。一般阴道炎的治疗需要一定疗程，而瘙痒等症状的改善往往在用药后一两天就很明显。

（2）一些患者就此以为自己已经痊愈，而擅自停药，忽视医生关于坚持用药几天的嘱咐。还有一些患者不太在意药后的复查，实际

上，阴道炎一定要复查后才能确定是否治愈。

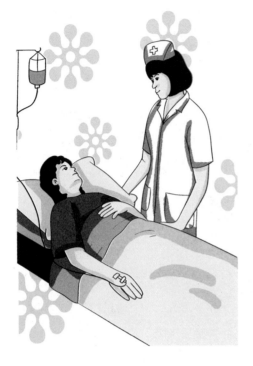

（3）男方没有及时治疗，如果男方没有治疗可能会反复交叉感染。

（4）服用大剂量的抗生素或患糖尿病，可以增加阴道假丝酵母菌病的发病机会，如果不停用抗生素或血糖未很好控制，也可以使女性反复发病。

（5）许多女性在出现外阴瘙痒等不适时，并未做好防护措施，没有用pH4的弱酸性女性护理液作为日常清洁使用，导致有害细菌滋生，问题加重。

（6）如果有不洁的性生活史或性伴侣持续携带病原体，那么，患者很容易反复感染。

（7）还有一些不良卫生习惯，如内裤与其他衣服一起洗、内裤晾在阴暗不通风的地方，也会使阴道炎反复发生。

因此，一旦患有阴道炎，应积极进行治疗。为了防止复发，要知道阴道的弱酸性环境能保持阴道的自洁功能，养成良好的卫生习惯，pH4弱酸配方的女性护理液适

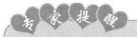

孕妈妈阴道炎的症状最突出的就是白带增多及外阴、阴道奇痒。孕妈妈阴道炎的症状严重时可有坐卧不宁、痛苦异常，还可有尿频、尿痛、性交痛，急性期白带增多。其中孕妈妈最常见的阴道炎就是真菌性阴道炎，白带呈白色稠厚豆渣样，阴道膜高度水肿，有白色片块状薄膜黏附，易剥离，其下为受损黏膜的糜烂基底或形成浅溃疡，严重者可遗留瘀斑是本病的典型症状。

生活中有些特殊情况如长期使用抗生素、患糖尿病等可以诱发阴道假丝酵母菌病，但很多时候阴道假丝酵母菌病也能够从外界感染而来。当女性与假丝酵母菌培养阳性的男性有性接触时，其被感染率为80%；与患有阴道假丝酵母菌病的女性有性接触的男性中，约1/2的人会被感染。也就是说，阴道假丝酵母菌病可以通过性行为传播，这就是女方患阴道假丝酵母菌病时，其配偶也要同时接受治疗的原因。另外，间接接触传染也是阴道假丝酵母菌病的一条传播途径。接触公共厕所的坐便器、浴盆、浴池坐椅、毛巾，使用不洁手纸，都可以造成传播。

合日常的清洁保养，并应避免不洁性生活。

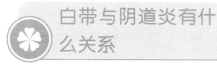

白带与阴道炎有什么关系

白带是女性阴道分泌的一种无气味、微酸性的黏稠液体。适量的白带属正常生理现象，其正常状态应状如半透明的鸡蛋清，具有湿润阴道、排泄废物、杀灭病菌的作用。

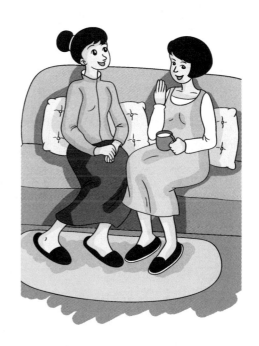

正常女性白带的多少通常与月经周期、性活动等生理现象相关。若白带明显减少或缺乏，则会出现阴道干涩、灼热疼痛、性欲减退、性交不适或困难等症状，还可伴有头晕耳鸣、下肢酸软无力、烦躁不安等。长期白带过少，阴道自我防御功能减弱，女性容易感染阴道炎。

一般来说，白带过少是由卵巢功能失调或减退，性激素水平低下引起的，常见于流产较多、哺乳时间过长、长期有精神创伤及各种慢性疾病，如慢性肝炎、慢性肾炎、糖尿病、甲状腺功能减退症等患者，进入更年期后由于卵巢逐渐萎缩、失去功能也可使白带缺乏。

白带分泌过少要积极治疗。由慢性疾病引起的分泌过少，应在治病同时增强体质，注意补充蛋白质、维生素，以增强激素分泌。其他原因引起的白带减少可遵医嘱采用阴道局部间歇使用雌激素软膏等方法进行治疗。

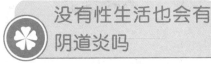

没有性生活也会有阴道炎吗

阴道外连会阴，经常使用碱性肥皂或消毒剂清洁外阴，也可使阴道内菌群失调而患此病。

也可由经常穿紧身、裹臀的三角内裤及高弹力紧身健美裤引起。这类裤子面料为化纤织物且密不透风。阴道分泌物和汗液不易散发，适宜厌氧菌繁殖，引发该病。

月经期间，细菌可逆行进入阴道，不注意经期卫生，滥用不洁手纸，致使外阴受不洁手纸和月经棉塞污染，病菌趁机滋生进犯。

更年期女性会有哪些阴道炎

（1）滴虫性阴道炎：女性更年期时卵巢功能减退，影响阴道黏膜的厚度和糖原的含量和代谢，对阴道滴虫的生存有利，因此更年期女性是比较容易感染滴虫的。治疗阴道滴虫的特效药物是甲硝唑。另外，用雌激素治疗更年期综合征，增强阴道黏膜的抵抗力，对防治阴道滴虫病有效。

（2）阴道假丝酵母菌病：更年期女性因雌激素低下，假丝酵母菌生长更快，外阴瘙痒严重。本病重在预防，平时不要随便用抗生素，尤其广谱抗生素及可的松类药；有糖尿病者需降低血糖，并注意皮肤和外阴的清洁。在治疗期间，应避免性交。每日治疗用药的同时，勤换内裤，换下衣物采取日晒、煮洗等消灭病菌的方法，避免治疗过程中重复感染。

（3）萎缩性阴道炎：萎缩性阴道炎也是更年期女性的一种常见

病。本病虽主要发生于老年女性，但中年女性40岁以后卵巢功能减退，雌激素分泌也有所减少，阴道的自净作用也在下降。因此，中年以后阴道受外界感染的机会将逐年

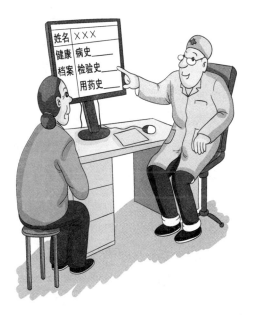

上升。萎缩性阴道炎的防治工作应从年龄较轻时开始，保持阴道卫生是最重要的预防措施。中年女性房事不宜过勤，房事前夫妻双方必须认真清洗外生殖器，以减少阴道感染的机会。要认真治疗存在的妇科疾病，如子宫出血、宫颈慢性炎症等，以减轻子宫内的分泌物对阴道刺激作用和阴道内病菌滋生的机会。平时注意外阴部的清洁卫生，勤换内裤，减少感染的机会。

 阴道炎的并发症

（1）阴道炎如果得不到有效的治疗，可能会造成阴道内细菌的上行感染，造成宫颈炎或者宫颈糜烂等妇科疾病。

（2）有些阴道炎也会牵连至其他器官，造成盆腔炎、附件炎等生殖器官炎症。

（3）严重的阴道炎会造成女性不孕的情况，这是因为阴道内的炎性细胞会影响精子的运行或者是吞噬精子，造成不孕的情况。

 细菌性阴道炎的并发症

（1）盆腔炎：患有盆腔炎的女性的上生殖道分泌物中最常分离出的菌群与细菌性阴道炎的菌群一致，包括拟杆菌属、消化链球菌、阴道加特纳菌和人形支原体。盆腔炎患者合并细菌性阴道炎者占61.8%。

（2）异常子宫出血和子宫内膜炎：异常子宫出血由子宫内膜炎所

致，子宫内膜炎所致的子宫异常出血由感染的子宫内膜对卵巢激素的异常反应或由子宫内膜受到感染或炎症的直接破坏所致。

（3）妇科手术后感染：在手术终止妊娠的女性中，妊娠合并细菌性阴道炎女性的盆腔炎发病率是未合并细菌性阴道炎女性者的3.7倍。

（4）宫颈癌：细菌性阴道炎、宫颈上皮内瘤样及生殖道人乳头状瘤病毒感染有着相同的流行病学关系，细菌性阴道炎的厌氧菌代谢产生了阴道分泌物中的氨及有致癌作用的亚硝酸铵。

（5）HIV感染：细菌性阴道炎患者可以增加HIV传播的危险性。当pH值升高时，HIV的生存能力和黏附能力也增加，并且可能使传播更为容易。

（6）不孕和流产：细菌性阴道炎患者输卵管因素不孕症发生率增高。在助孕治疗中，细菌性阴道炎患者和非细菌性阴道炎患者胚胎种植率相似，但细菌性阴道炎患者的早孕期流产率高于非细菌性阴道炎者。

专家提醒

有些生殖系统健康的女性频繁使用中药外洗剂、高锰酸钾溶液等消毒剂来冲洗阴道及外阴，想以此来预防妇科疾病的发生。实际上，这种做法反而可能产生不良后果。因为阴道的自净作用在一定程度上保护着女性的生殖系统。滥用消毒剂冲洗阴道有可能破坏阴道的防御功能。另外，频繁使用中药洗剂和高锰酸钾洗外阴，还可使外阴皮肤的抗病能力下降。经常使用高锰酸钾还可使皮肤油脂减少，皮肤干燥，引起外阴瘙痒症。此外，育龄期女性频繁冲洗阴道还要当心导致异位妊娠。

如何保护阴道的生态平衡

阴道经上端与子宫、输卵管相连直通腹腔，下端则与外界直接相通；它的开口处前方是尿道口，后方是肛门，很容易遭受污染。其中，既有常居的各种微生物（包括细菌、病毒和支原体等），又可因性接触而临时带入多种病原体。

女性的生殖器在解剖和生理上都有其独特的防御结构和功能。女性外阴两侧的小阴唇经常合拢关闭，阴道前后壁又紧贴在一起，形成了自然的防御屏障。更重要的是，阴道上皮细胞在雌激素影响下，能够发生周期性变化并脱落。由于含有不同程度的糖原，在阴道乳酸杆菌的作用下，将糖原转化成乳酸，使阴道pH保持在4~5.5，这样，适应在碱性环境中生存的微生物便不能在此生长繁殖。日常生活中，一旦发现白带增多或感觉不正常，如阴道坠胀、灼热或瘙痒，应积极检查并进行治疗。其防治方法如下。

（1）锻炼身体，提高抗病能力，特别是患月经失调疾病时，应积极治疗，以免因内分泌平衡失调而引起阴道的菌群失调。

（2）切勿滥用药物，如抗生素、激素、细胞毒类药物、免疫抑制药或放射性核素等，以免使正常微生物群和人体内的生态平衡遭受严重破坏。

（3）忌用碱性溶液（如肥皂水等）冲洗阴道，应保持阴道的弱酸性环境。

滴虫性阴道炎患者如何做好家庭护理

（1）不要去公共场所洗澡或游泳：公共浴池或游泳池等场所可能会有一些不洁细菌，这会使患者加重症状，或者传染他人。

（2）注意卫生：每日清洗外阴，勤换内裤。内裤、毛巾用后煮沸消毒，浴盆可用1％乳酸擦洗。

（3）切勿搔抓：有外阴瘙痒等症状时，可用中药外阴洗剂坐浴，切勿搔抓，以免外阴皮肤黏膜破损，继发感染。

（4）停止性生活：治疗期间应停止性生活，且性伴侣应去男性科检查，如尿液中发现滴虫，应同时进行治疗。

（5）忌辛辣食物：如辣椒、胡椒、咖喱等辛辣食物和羊肉、狗肉、桂圆等热性食物要少吃。它们能助火生炎，加重症状。

（6）忌吃海产品：食虾、蟹、贝等海产品会加重瘙痒。

（7）勿吃甜、腻食物：这些食物会增加白带分泌，从而加重瘙痒。

治愈后每次月经干净后复查分泌物，经连续检查3次阴性，方为治愈。

滴虫性阴道炎在治疗时要注意什么

治疗期间应避免性生活，或用避孕套以防止交叉感染。反复感染应检查男方的小便及前列腺液，必要时反复检查，如为阳性，应一并治疗。

锻炼身体，增加营养。患病期间，饮食宜清淡少油；宜多饮水，多食蔬菜。忌肥甘厚腻、煎炸辛辣食品，例如辣椒、生姜、葱、蒜、海鲜、牛肉等；忌进补。

月经期间宜避免阴道用药及坐浴，外阴瘙痒时，切勿用开水烫洗，以免外阴烫伤，发生感染或溃疡。滴虫阴道炎常在月经期后复发。

专家提醒

滴虫性阴道炎主要靠性交直接传播，还可以通过公共浴池、浴巾、游泳池、厕所及衣物、器械等途径间接传播。因此要注意预防，注意个人卫生，防止病原体侵入。女性在月经期、妊娠期及产后等阴道环境改变时特别容易发病，故应多加注意。

老年性阴道炎如何自我调养

女性绝经后约有30％的人会发生老年性阴道炎。其原因是，女性绝经后体内性激素水平显著降低，引起阴道内pH上升，阴道黏膜萎缩变薄，皱襞消失；且阴道内的弹性组织减少，使阴道口豁开，阴道壁膨出，这些都会使阴道黏膜对病原体的抵抗力减弱，细菌容易造成感染，引起阴道炎症。因此，老年女性在生活中要特别注意自我护理，讲究卫生，减少阴道感染的机会。

（1）发生老年性阴道炎时不要因外阴瘙痒而用热水烫洗外阴，虽然这样做能暂时缓解外阴瘙痒，但会使外阴皮肤干燥粗糙，不久瘙痒会更明显。清洗外阴时宜使用温水。

（2）患病期间每日换洗内裤，内裤要宽松舒适，宜选用纯棉布料制作。

（3）外阴出现不适时不要乱用药物。因为引起老年性阴道炎的细菌多为大肠埃希菌、葡萄球菌等病菌，而育龄期女性则以念珠菌性阴道炎、滴虫性阴道炎多见，因此老年性阴道炎患者不要乱用治疗真菌或滴虫的药物，更不要把外阴阴道炎当作外阴湿疹而乱用激素类药膏，这样会适得其反。

（4）平时注意卫生，减少患病机会。不要为了"消毒杀菌"就使用肥皂或各种药液清洗外阴。因为老年女性的外阴皮肤一般干燥、萎缩，经常使用肥皂等刺激性强的清洁用品清洗外阴，会加重皮肤干燥，引起瘙痒，损伤外阴皮肤。清洗外阴时应用温开水，里面可以加少许食盐或食醋。选用的卫生纸应该带有"消准"字样。勤换洗内裤。自己的清洗盆具、毛巾不要与他人混用。

（5）由于老年女性阴道黏膜菲薄，阴道内弹性组织减少，因此过性生活时有可能损伤阴道黏膜及黏膜内血管，使细菌趁机侵入。解决方法：可以在性生活前将阴道口涂少量油脂，以润滑阴道，减少摩擦。

老年性阴道炎患者如何做好家庭护理

老年女性阴道壁薄，脆弱易出血，故可经常用蛋黄油、鱼肝油涂搽。

阴道保持卫生，每日清洗阴部，但不可用皂水清洗，以免刺激阴部，同时内裤应常洗晒。

由于性病的发病无年龄界限，对病程长，上法治疗无效。则应排除性病，如淋病、尖锐湿疣、生殖器疱疹等。支原体、衣原体感染也可发生于老年期，故应仔细做妇科检查，并行有关门诊化验检查。

饮食宜多进清淡而有营养的饮食，如牛奶、豆类、蔬菜、水果等。忌肥甘厚味辛辣食品，如煎炸

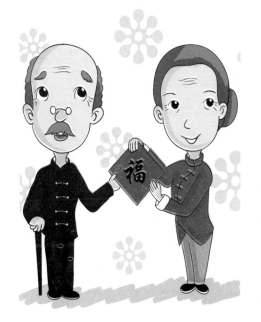

多油食品、辣椒、大蒜等，以免化生痰湿或耗伤阴血。

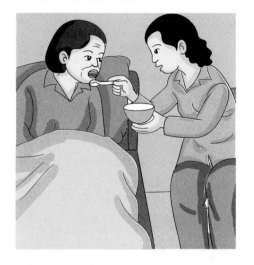

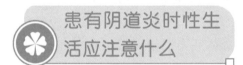
患有阴道炎时性生活应注意什么

阴道是女子的性交器官，又毗邻尿道和肛门，如果不注意个人卫生和性生活卫生，很容易受到细菌等病原体的侵入而引起感染发炎。炎症可引起阴道充血，白带增多，会阴部瘙痒、灼痛或不舒服感。

阴道炎按所感染病原体的不同分为阴道假丝酵母菌病、滴虫性阴道炎和嗜血杆菌性阴道炎。

确定诊断后，要按不同的病原体进行治疗，阴道假丝酵母菌病可采用阴道内放置制霉素栓，滴虫性

阴道炎需口服甲硝唑，嗜血杆菌性阴道炎则可注射氨苄西林。一般均连续用药7天为1个疗程。

由于这些病原体有时也可以侵入男方的尿道，而男方感染时常无症状，容易被忽视，在女方治愈后，又可通过性交传染给女方。所以在女方患有阴道炎治疗期间，要禁止性生活。一方面可以避免性交时的摩擦使阴道充血炎症加剧；另一方面可以防止交叉感染，形成恶性循环。治疗结束后，在下次月经干净后再做复查，如复查阴性，方能恢复性生活。

阴道炎患者怎样避孕

正常健康女性的阴道由于其组织学和生物学的特点，有防止外界致病微生物侵袭的能力。但是，当自然防御功能由于某种原因遭到破坏时，病原体就容易乘虚而入，引起阴道炎。

育龄期女性常见的阴道炎有两种：一种是滴虫性阴道炎。它可以通过性交直接传染，也可以通过公共场所，如浴池等间接传染，临床上

以灰黄色泡沫状白带，伴有外阴、阴道瘙痒为特点；另一种阴道假丝酵母菌病，临床上以外阴奇痒及白色豆腐渣样白带为特点。

患了阴道炎以后，在治疗期间应当禁止房事。如果是轻症的阴道炎可以选择长效或短效口服避孕药；假如阴道炎很严重，特别是滴虫性阴道炎，则应当选用避孕套比较合适，因为避孕套可以避免阴茎与阴道直接接触，以免交叉感染。同时，还要特别注意搞好个人清洁卫生，防止用公共浴具，并积极治疗疾病。

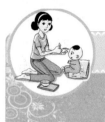

第二节
盆腔炎

 什么是盆腔炎

许多女性都深有同感：做女人真的很"难"，除了工作、做家务、带孩子外，还有许多妇科疾病时常来袭，如月经不调、痛经、宫颈糜烂……而这其中的头号杀手就是盆腔炎。盆腔炎是指女性生殖器如子宫、输卵管、卵巢，及其周围的结缔组织、盆腔腹膜发生炎症。多发生于生育期女性。炎症可局限于一个部位，也可同时累及几个部位，最常见的是输卵管炎和输卵管卵巢炎。

盆腔炎可分为急性、慢性两类。急性盆腔炎发展可引起弥漫性腹膜炎、败血症、感染性休克，严重者危及患者生命。慢性盆腔炎多是急性盆腔炎未能彻底治愈，或患者体质较差病情迁延而致。患者常经久不愈，反复发作，从而严重影响女性的生殖健康、生活和工作。引发盆腔炎的原因主要有4种：

1. 经期不注意卫生

月经期内，子宫内膜剥脱，宫腔内血窦开放，并有凝血块存在，这是细菌滋生的良好条件。如果在月经期间不注意卫生，使用卫生标准不合格的卫生纸或卫生巾，或有性生活，就会给细菌提供逆行感染的机会，导致盆腔炎。

2. 产后或流产后感染

女性产后或小产后体质虚弱，宫颈口经过扩张尚未很好地关闭，这时阴道、宫颈中存在的细菌就有可能上行，从而感染盆腔，导致盆腔炎。

妇科病自助防治方案

146

3. 妇科手术后的感染

放环或取环手术、输卵管通液术、输卵管造影术、人工流产术、子宫内膜息肉摘除术，或黏膜下子宫肌瘤摘除术时，如果消毒不严格或原有生殖系统慢性炎症，极有可能引起术后感染。也有的女性妇科手术后不遵守医嘱，不注意个人卫生，或过早恢复性生活，同样可以使细菌上行感染，引起盆腔炎。

如果盆腔炎急性期未能彻底治愈，可转为慢性盆腔炎。因此，在急性期应积极彻底地治疗，不应以症状暂时缓解作为治愈的标准，同时要配合生活调护及预防复发。如断绝各种感染途径，保持会阴部清洁、干燥，每晚用清水清洗外阴等。

4. 邻近器官的炎症蔓延

最常见的是发生阑尾炎、腹膜炎时，由于它们与女性内生殖器官毗邻，炎症可以通过直接蔓延，引起女性盆腔炎症。患慢性宫颈炎时，炎症也能够通过淋巴循环，引起盆腔结缔组织炎。

由于盆腔感染会造成女性生理

和心理上的影响，故一旦发现有上述不适症状，应及时到医院就诊，切不可胡乱服用药物，以免贻误治疗而迁延不愈。

盆腔炎为什么会导致不孕和痛经

妇科专家指出，盆腔炎最大的并发症就是引起不孕和痛经。慢性盆腔炎多表现为双侧输卵管炎，久而久之使输卵管的开口，特别是接受卵子的那一端（称为伞端）部分或全部闭锁，也可使输卵管内层黏膜因炎症粘连，使管腔变窄或闭锁。这样，使卵子、精子或受精卵的通行发生障碍，导致不孕，并增加宫外孕的发生机会。严重的盆腔炎可蔓延至盆腔腹膜、子宫及子宫颈旁的组织，最终导致这些器官组织变硬，活动不灵，特别是输卵管失去柔软蠕动的生理性能，变得僵硬、扭曲，管腔完全堵塞，达到无法医治的程度。引起痛经的原因较多，盆腔炎是其中重要原因之一。

妇科专家还指出，不仅盆腔炎，多种临床常见的妇科炎症都有可能导致不孕，因此女性朋友应定期进行妇科检查，一旦发现炎症，应及时去正规专科医院就诊，以免延误病情。

 ## 没有性生活也会感染盆腔炎

一般情况下，未婚女性不易患内生殖器炎症，但这也不是绝对的。因为致病菌除了可以通过性交、妇科手术进入生殖器外，还可通过其他方式侵犯生殖器。大概有以下几种情况：

1. 不良生活习惯

有些不良的生活习惯，如经期盆浴、经期游泳等都容易感染。因为月经期抵抗力下降，下身泡在水中，水中的致病菌可经阴道上行进入内生殖器而引起炎症。

2. 不洁自慰

有些未婚女性有不好的自慰习惯，用不干净的手指或是借助沾有致病菌的自慰器械，按摩阴蒂或插入阴道时，有可能将病菌带入体内，导致盆腔炎或其他炎症。

3. 其他疾病

阑尾炎、急性肠炎、肺结核等都可引起盆腔炎。如阑尾就诊延迟，阑尾化脓，炎性渗出物即可流入盆腔，引起输卵管炎。急性肠炎，肠道内的病菌可经淋巴管传至生殖器，引起生殖炎症。肺结核的病菌可经血流进入盆腔，肠结核病菌则可直接侵犯生殖器，引起生殖器结核病。

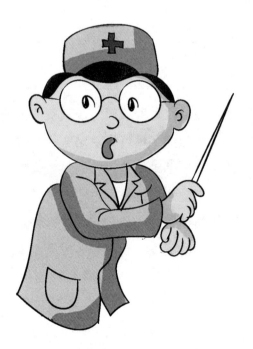

盆腔炎如何进行检查

盆腔检查是诊断妇科疾病的重要手段之一，检查方法并不烦琐。

那么盆腔炎如何进行检查呢？临床上，医生可以通过盆腔检查，直接观察外阴、阴道及宫颈的病变，还可以通过触摸子宫、卵巢，了解内生殖器的情况，但会避开经期检查。

1. 做好检查准备

患者检查前首先要排空小便，仰卧于检查床上，暴露外阴，放松腹部肌肉，密切配合检查。

2. 医生视诊

患者的外阴部分可直接观察，阴道及宫颈则必须用窥阴器扩张后检查，但仅限于已婚者使用。此项检查主要观察外阴，大、小阴唇，阴毛的发育情况，处女膜是否完整，阴道黏膜颜色、分泌物性状，有无炎症、溃疡、肿瘤及畸形等。

3. 医生触诊

（1）双合诊：双合诊指医生对阴道、腹壁进行联合检查，临床上最为常用。医生以中、示指放入患者阴道，与按压于腹壁上方的另一手配合触摸子宫、卵巢以及盆腔情况，常规用于已婚女性。

（2）三合诊：三合诊是指医生以示指置入患者阴道，中指置入直肠，再与按压于腹壁的另一手配合，从不同角度触摸盆腔器官，以详细了解盆腔后部的情况。

以上检查可能给患者带来一些不适，但在正常情况下不应有疼痛的感觉，如果有，应向医生反映。如果女性朋友怀疑自己有妇科炎症，一定不要讳医，要及时去医院检查，接受正规治疗。

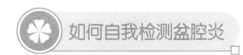

如何自我检测盆腔炎

盆腔炎特别是慢性盆腔炎症状繁多，可因劳累或情绪变化等反复发作，日久不愈，成为妇科的顽症，严重影响女性的生活、工作和身心健康。另外，急性盆腔炎未能

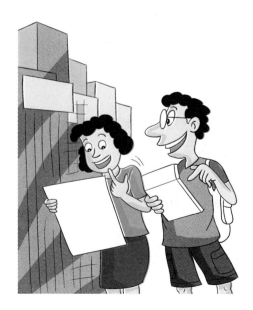

恰当彻底治疗，或患者体质较差、病程迁延亦可引起慢性盆腔炎。成年女性如果有以下症状应引起重视，及时去医院接受治疗。

1. 痛经

经常在月经前2～3天发作，经期加剧。

2. 下腹痛

可表现为程度不同的下腹疼痛，疼痛位于下腹部或盆腔，是持续性隐痛，多为双侧。轻者下腹不适，重者除疼痛外，还伴有腰骶部坠胀感，常在劳累、性生活后、月经前及经期加剧。

3. 阴道分泌物增多

阴道分泌物即白带异常增多，可表现为黏液脓性分泌物。

4. 月经量增多

由于盆腔淤血，患者可有月经增多；卵巢功能受损时可有月经失调。

5. 发热或寒战

轻度盆腔炎患者可表现为轻度发热，若病情严重，可有寒战、高热、头痛、恶心、呕吐，体温一般都在38℃以上。

6. 不孕

常继发于慢性输卵管炎引起的输卵管阻塞。

有以上症状者，就表示有患盆腔炎的可能性。该病的临床表现轻重不一，轻者一般无症状，重者多有白带增多、轻度痛经、小腹下坠、下腹隐痛、腹胀腹泻、里急后重、尿频尿热、腰骶酸痛、性交痛、月经淋漓等。同时，部分患者可再现神经衰弱症状，如精神不振、周身不适、失眠等。当患者抵抗力差时，易有急性发作。

慢性盆腔炎是妇科临床常见的疾病，由于炎症的存在，盆腔充血，有可能导致月经来潮时经血量过多或月经过频。

 急性盆腔炎如何治疗

1. 一般治疗

患者要解除思想顾虑，增强治疗信心。要卧床休息，半卧位有利于炎症吸收。加强营养，补充液体，纠正水电解质紊乱及酸碱平衡失调。高热时给予物理降温。尽量避免妇科检查，以免引起炎症扩散。

2. 抗生素治疗

急性盆腔炎的主要治疗方法就是抗生素治疗，目的是清除病原体，改善症状和体征，减少后遗症。抗生素选择依据为细菌培养及药物敏感试验。由于急性盆腔炎多为需氧菌、厌氧菌及衣原体混合感染，故抗生素多采用联合用药。

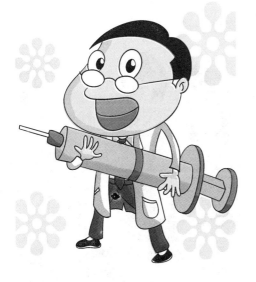

一般情况下，患者症状较轻，能应用口服抗生素者，可在门诊治疗。常用口服药物包括：左氧氟沙星（左旋氧氟沙星）500毫克，每日1次，或氧氟沙星400毫克，每日2次，加服甲硝唑400毫克，每日3次，连服2周；或选用第三代头孢菌素如头孢曲松钠与多西环素、甲硝唑联合应用。

如果病情严重，状况较差，有盆腔腹膜炎或输卵管卵巢脓肿，门

诊治疗无效，或诊断不明确等，均应住院治疗。住院治疗者常需静脉给药，常用的配伍方案有：青霉素或红霉素，氨基糖苷类药物，甲硝唑联合用药；克林霉素与氨基糖苷类药物联合应用；青霉素类与四环素类药物联合；喹诺酮类药物与甲硝唑联合。这里需要注意，第二代和第三代头孢菌素多用于革兰阴性

专家提醒

输卵管卵巢脓肿或盆腔脓肿经药物治疗48～72小时后体温下降、中毒症状减轻或肿块缩小，病情好转，应继续控制炎症2～3周；包块局限者、脓肿破裂伴有急性腹膜炎者，均应进行手术治疗。手术范围应根据患者病变范围、患者年龄、一般情况、生育要求等全面考虑。手术原则以切除病灶为主，必要时可行一侧附件切除术或子宫切除术。年轻患者尽量保留卵巢功能。此外，盆腔脓肿位置较低、凸向阴道后穹隆时，可经阴道切开引流，同时注入抗生素。

杆菌和淋病奈瑟菌感染，有衣原体和支原体感染者，应同时加用多西环素或阿奇霉素。

3. 中药治疗

中药治疗急性盆腔炎的效果较好，宜清热解毒、凉血化瘀，可用银翘解毒汤；高热、寒战、烦躁出汗，可用清营汤。

慢性盆腔炎如何治疗

1. 一般治疗

同急性盆腔炎一样，需要患者解除思想顾虑，增强治疗信心。加强锻炼，增加营养，提高身体的免疫力。

2. 中药治疗

（1）湿热型：常见症状为低热、小腹疼痛灼热感、口干不欲饮、带下量多、色黄质稠，或赤黄相间、舌质红、苔黄腻、脉滑数。治疗此症需要清利湿热。方用桂枝茯苓汤加减，桂枝、茯苓、丹皮、芍药、桃仁各9克，甘草6克，煎汤服用。早晚各1次，6天为1个疗程。

（2）热毒型：常见症状为高热、寒战、头痛、小腹疼痛拒按、带下量多如脓、臭秽，尿黄便秘、舌苔黄、脉滑数或弦数。治疗此症需要清热解毒。方用银花公英汤加减，金银花、蒲公英、板蓝根各60克，生甘草30克。水煎，每日分2次服。

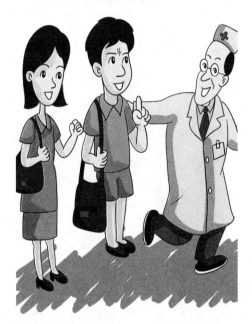

（3）气滞血瘀型：常见症状为下腹隐痛下坠、腰骶酸痛、白带多、月经不调、量多，头晕体倦、舌质暗紫有瘀斑、脉弦细或涩细。治疗此症需要活血祛瘀、行气止痛，兼清热利湿。方用血府逐瘀汤加减，当归、川芎、桃仁、红花、枳壳、川楝子各10克，丹皮、丹参、赤芍各12克，乳香、没药各6

克。水煎服,每日1剂。

（4）湿热蕴结型：常见症状为少腹胀痛拒按、阴部坠胀、经期延长、经量增多,或见痛经、带下异常、体倦食少、大便溏、小便黄、苔黄腻、脉濡数。治疗此症需要清热解毒、除湿化瘀。方用解毒止带汤加减,二花、连翘、茵陈、黄芩各12~15克,椿皮、黄柏、牛膝、贯众、丹皮、地榆各10克,黄连5克。水煎服,每日1剂。

3. 西药治疗

除慢性盆腔炎急性发作外,一般不用抗生素治疗。必要时可选择

专家提醒

输卵管卵巢囊肿者或输卵管积水,感染灶小,但病情严重、保守治疗无效、且反复导致炎症发作者,可行手术治疗,手术要彻底,避免遗留病灶再次复发。手术时可根据患者年龄、生育要求及病变情况等决定手术方式。有生育要求者可行切除病灶、粘连分离松解等；无生育要求的可行单侧附件切除术或全子宫加双附件切除术。年轻女性尽量保留卵巢功能。

抗生素侧穹隆封闭或宫腔输卵管内注射。应用消炎药物的同时可采用α－糜蛋白酶5毫克或透明质酸酶1500U肌内注射,隔日一次,5~10次为1个疗程,出现异常反应者应停止使用。

4. 物理疗法

激光、短波、超短波、离子透入、微波等物理疗法能促进盆腔局部血液循环,改善局部组织营养状况,促进新陈代谢,以利于炎症吸收和消退。

哪些中药方可以治疗急性盆腔炎

（1）止带方：猪苓、茯苓、泽泻、茵陈、栀子、牛膝各15克,车前子、赤芍、牡丹皮、黄柏各12克。水煎服,每日1剂。具有清热利湿止带的功效。适用于湿热下注型急性盆腔炎。

（2）五味消毒饮加味：蒲公英、地丁、天葵子、薏苡仁各20克,金银花、菊花、土茯苓各15克。加减:若腰骶酸痛甚,带下恶臭难闻,加半枝莲、鱼腥草各20

克，穿心莲、椿根皮各15克。若小便淋痛，兼白浊，加土牛膝、虎杖各15克，甘草6克。水煎服，每日1剂。具有清热解毒除湿的功效。适用于湿毒蕴结型急性盆腔炎。

（3）银翘解毒汤：金银花、连翘、野菊花、桑叶、淡豆豉各12克，淡竹叶、荆芥各6克，薄荷4.5克（后下），红藤、败酱草、蒲公英各30克。汗多烦渴加芦根、石斛、栀子。高热寒战、汗多烦躁、皮下出血、舌红绛、苔黄燥、脉细数时用清营汤。高热不退、神昏谵语、面色苍白、四肢厥冷、脉微而数，可用上方送服安宫牛黄丸或紫雪丹。水煎服，每日1剂。分上下午服用。

（4）大黄牡丹皮汤加减：当患者有块物形成，则以行气化瘀，兼清湿热为主。药用大黄9克（后下），牡丹皮、玄明粉（冲服）、木香各10克，桃仁、薏苡仁、延胡索、川楝子各12克，炙乳香、没药各6克，红藤30克。水煎服，每日1剂。分上下午服用。

（5）棱莪消结汤：三棱、莪术、丹参、赤芍、牡丹皮各9克，桃仁、薏苡仁、延胡索各12克，红

藤、败酱草各30克，炙乳香、没药各6克。盆腔内有炎块较大者加生蒲黄（包煎）、五灵脂各10克；经量多者加鲜生地黄15克，侧柏叶、生地榆各12克。水煎服，每日1剂。分上下午服用。

如何用中成药治疗慢性盆腔炎

（1）妇科回生丹：适用于少腹胀痛，经期或劳累后加重，经前乳房胸胁胀痛，经行不畅，色暗有块，或白带增多。舌质暗，或有瘀点，苔薄，脉弦或涩。每次1丸，口服，每日2次，10～15日为一疗程。孕妈妈忌用。服药期间忌食生冷寒凉之品。

（2）桂枝茯苓丸：适用于少腹坠胀刺痛，经期加重，经前乳房胸胁胀痛，经行不畅，色暗有块，或白带增多，小腹包块拒按，舌质暗有瘀点，苔薄，脉弦或涩。每次1丸，口服，每日2次，10～15日为一疗程。孕妈妈忌用。服药期间忌食生冷寒凉之品。

（3）妇科止带片：适用于小腹疼痛拒按，或下腹坠胀，腰骶胀

痛，白带量多色黄，质稠秽臭，月经量多，小便黄，舌苔黄腻，脉濡数。每次5片，每日3次。忌食辛辣海味。

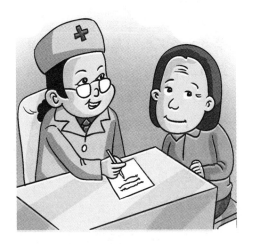

（4）少腹逐瘀丸：适用于小腹冷痛，得热则舒，腰酸冷，白带量多，质稀色白，或月经后期，量少色暗，面白肢冷，舌淡苔白润，脉沉细。每次1丸，每日2次，黄酒送服。气虚崩漏者忌服。

怎样预防盆腔炎的发生

（1）杜绝各种感染途径，保持会阴部清洁、干燥，每晚用清水清洗外阴，做到专人专盆，切不可用手掏洗阴道内，也不可用热水、肥皂等洗外阴。患盆腔炎时白带量多，质黏稠，所以要勤换内裤，不穿紧身、化纤质地内裤。

（2）月经期、人工流产术后及取节育环等妇科手术后，阴道有流血时，一定要禁止性生活，禁止游泳、盆浴、洗桑拿浴，要勤换卫生巾。

（3）被确诊为急性或亚急性盆腔炎患者，要遵医嘱积极配合治疗。患者一定要卧床休息或取半卧位，以利炎症局限化和分泌物的排出。慢性盆腔炎患者也不要过于劳累，做到劳逸结合，减少性生活，以避免症状加重。

（4）发热患者在退热时一般出汗较多，要注意保暖，保持身体的干燥，出汗后应及时更换衣裤，避免吹空调或风扇对着直吹。

（5）要注意观察白带的量、质、色、味。白带量多、色黄质稠、有臭味者，说明病情较重，如白带由黄转白，量由多变少，气味趋于正常，说明病情有所好转。

（6）急性或亚急性盆腔炎患者要保持大便通畅，并观察大便的性状。若见便中带脓或有厚重感，要立即到医院就诊，以防盆腔脓肿溃破肠壁，造成急性腹膜炎。

（7）有些患者因患有慢性盆腔炎，稍感不适，就自服抗生素，久而久之，导致阴道内菌群紊乱，便引起阴道分泌物增多，白带呈白色豆渣样。此时，应立即到医院就诊，排除霉菌性阴道炎。

（8）盆腔炎患者要注意饮食调护，发热期间宜食清淡易消化食物；高热伤津的患者可饮用梨汁、苹果汁、西瓜汁等，但不可冰镇；白带色黄、量多、质稠的患者属湿热证，应忌食煎烤油腻、辛辣等刺激性食物；小腹冷痛、怕凉、腰酸疼痛的患者属寒凝气滞型，可食用姜汤、红糖水、桂圆肉等温热性食物。

专家提醒

养成外阴保健好习惯：

①选用干净、透气的内裤，最好用高温或阳光消毒；②每日只用清水洗外阴，不用肥皂、高锰酸钾等碱性物；③性交前后清水洗外阴；④选用合格的卫生巾、会阴垫及内用卫生栓；⑤在非经期使用具有物理抗菌作用的卫生护垫。

妇科病自助防治方案

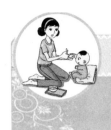

第三节

宫 颈 炎

什么是急性宫颈炎

　　急性宫颈炎较慢性宫颈炎少见，多发生于产褥感染或感染性流产。阴道滴虫、假丝酵母菌及淋病感染常同时伴有急性宫颈炎。

　　发生急性宫颈炎最明显的症状就是白带增多，色黄，呈脓性。可伴有下腹部坠痛、腰骶部酸痛，或见尿频、尿急等膀胱刺激症状。妇科检查时见阴道中有较多的脓性分泌物；子宫颈充血、水肿，宫颈管内膜外翻，有脓性分泌物自宫颈口流出，宫颈有触痛。

　　白带增多是急性宫颈炎最常见的、有时甚至是唯一的症状，常呈脓性。由于宫颈炎常与尿道炎、膀胱炎或急性阴道炎、急性子宫内膜炎等并存，常使宫颈炎的其他症状被掩盖，如不同程度的下腹部、腰骶部坠痛及膀胱刺激症状等。急性淋菌性宫颈炎时，可有不同程度的发热和白细胞增多。

急性宫颈炎是如何发生的

　　急性宫颈炎与慢性宫颈炎相比，急性宫颈炎的发病率要低得多。急性宫颈炎可因化脓性细菌直接感染宫颈而得，也可与急性子宫内膜炎或急性阴道炎同时发生。引起急性宫颈炎的病因如下：

　　（1）机械性刺激或损伤：分娩或流产引起的宫颈裂伤继发感染是急性宫颈炎的常见病因；性生

活过于频繁也可以增加宫颈感染的机会。

（2）理化因素刺激：使用高浓度的酸性或碱性溶液冲洗阴道，或阴道置入腐蚀性药品，均可破坏阴道、宫颈组织，可能引起宫颈炎、阴道炎。

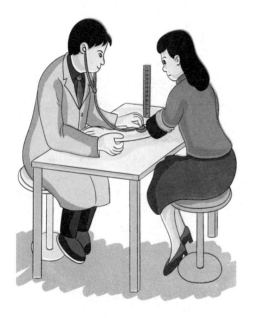

（3）阴道内异物：当纱布、棉球或其他异物放置阴道内时间过长时很容易诱发感染，从而引起急性宫颈炎。

（4）阴道炎症：发生急性滴虫性阴道炎或阴道假丝酵母菌病、细菌性阴道炎时也可以同时引起急性宫颈炎症；淋病双球菌感染时也常出现急性淋菌性宫颈炎。

 ## 什么是慢性宫颈炎

慢性宫颈炎是妇科疾病中最常见的一种，约占已婚女性的半数。慢性宫颈炎常发生于急性宫颈炎之后，或由于各种原因所致的宫颈裂伤造成宫口变形，经常极易受到外界细菌的感染。患者往往无急性炎症过程的表现。

由于子宫颈腺体分布复杂，内

专家提醒

慢性宫颈炎患者会出现白带增多。由于病原菌、炎症的范围及程度不同，白带的量、色、味及性状也不同，可呈乳白色黏液状、淡黄色脓性、血性白带。当炎症沿子宫骶韧带向盆腔扩散时，则出现腰骶部疼痛、下腹坠痛或痛经等，每于月经期、排便或性交时加重。黏稠脓性白带不利于精子穿过，可致不孕。

慢性宫颈炎患者的体内可发生宫颈糜烂、宫颈息肉、宫颈肥大、宫颈腺体囊肿或外翻、子宫颈管炎等变化。

膜柱状上皮薄，抵抗力弱，而且内膜皱襞多，病原体侵入后易于潜藏，不易彻底清除。若患者体质较差，缺乏及时治疗，病患迁延不愈，往往转为慢性。

或因分娩、流产及手术造成子宫颈损伤，或因内分泌紊乱、月经失调，以及盆腔充血等，导致子宫颈分泌物增多，如子宫颈鳞状上皮长期处于碱性分泌物或经血之中，也可引起慢性炎症。

 慢性宫颈炎如何诊断

慢性宫颈炎的患者主要症状是白带增多。由于病原菌、炎症的范围及程度不同，白带的量、色、味及性状也不同，可呈乳白色黏液状、淡黄色脓性、血性白带。当炎症沿子宫骶韧带向盆腔扩散时，则出现腰骶部疼痛、下腹坠痛或痛经等。于月经期、排便或性交时加重。黏稠脓性白带不利于精子穿过，可致不孕。检查时，可见子宫颈呈不同程度的糜烂、息肉、裂伤、外翻、腺体囊肿、肥大等改变。

慢性宫颈炎可以发生下列变化。①宫颈糜烂。②子宫颈息肉。③宫颈肥大：由于慢性炎症的长期刺激，使宫颈呈不同程度的肥大，可比正常大2～3倍，表面多光滑，有时可见到潴留囊肿突出。最后由于纤维结缔组织的增生，可以造成宫颈硬度增加。④宫颈腺体囊肿：在宫颈糜烂愈合的过程中，

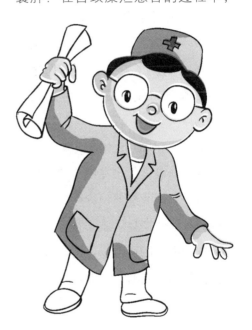

新生的鳞状上皮阻塞子宫颈腺管口及瘢痕形成等因素造成腺管变窄甚至闭塞，腺体分泌物引流受阻，潴留而形成囊肿。检查时可见宫颈表面突出多个青白色小囊泡，内含无色胶冻状物。若囊肿感染，则外观呈白色或淡黄色小囊泡。⑤子宫颈裂伤及外翻：子宫颈裂伤多发生于

分娩、流产或子宫颈扩张术，侧裂最常见，星状裂伤较少见。若子宫颈两侧均有裂伤，因瘢痕收缩使子宫颈前后唇的内膜向外翻出。另外，子宫颈外口松弛，宫颈内膜受阴道分泌物刺激而过度增生翻出，这是形成子宫颈外翻的又一因素。

⑥子宫颈管炎：病变局限于子宫颈管内，子宫颈的阴道部分可以很光滑，仅见子宫颈口有脓性分泌物堵塞。某些病例子宫颈管黏膜增生，可见子宫颈口发红充血，并可出现子宫颈肥大。

因慢性宫颈炎的症状常为其他妇科病所掩蔽，故多在例行妇科检查时始发现。通过窥器视诊可见宫颈有亮红色细颗粒糜烂区及颈管分泌脓性黏液样白带，即可得出诊断，有的则可见宫颈局部充血、肥大。

急性宫颈炎如何治疗

急性宫颈炎的治疗方法很多，主要是局部用药。其治疗方法如下：

（1）甲硝唑片，1片放阴道内，每日1次，7～10日为一疗程。对滴虫性阴道炎有效，对一般细菌感染亦有效。

（2）妇炎灵栓剂，1粒放阴道内，每日1次。1～2周后，即可痊愈。

（3）炎症明显，分泌物多，可用1：5000呋喃西林液阴道灌洗后，局部喷药，如喷呋喃西林粉等。但灌洗时应注意无菌操作，以免交叉感染。

（4）有全身症状者，如下腹疼痛、腰痛、尿频等，可采用抗生素治疗。

（5）注意外阴卫生，防止交叉感染，急性期禁止性生活，注意适当休息。

慢性宫颈炎如何治疗

对宫颈糜烂有以下治疗：

（1）药物腐蚀：硝酸银腐蚀，棉签蘸20％～50％硝酸银液少许涂于糜烂面及宫颈口内0.5厘米处，并立即用生理盐水棉签擦净，每周1次，3～4次为一疗程。铬酸腐蚀，先拭净宫颈上的黏液，用棉签蘸饱铬酸溶液涂于宫颈糜烂面，并将棉签插入宫颈管内0.5厘米，1分钟后取出，用75％酒精棉球拭揩涂药部，防止正常组织受伤，每周1次，共2～3次。

（2）电熨：在月经干净后3～7天进行治疗。电熨后创面可涂以10％甲紫或呋喃西林。

（3）冷冻：用快速降温的冷冻头接触病变组织。达到零下40～45℃的低温，使局部组织冻伤、变性和脱落。

（4）激光或微波代替电熨或冷冻法，其愈合过程较电熨略短。

（5）手术疗法：①子宫颈锥形切除术：有子宫颈旧裂、外翻、重度糜烂、间变，或肉眼可疑癌变而得不到刮片或切片的证实时，均可作锥形宫颈切除，再送病理检查。子宫颈旧裂外翻修补术。②宫颈息肉摘除术：摘除息肉后作宫颈管搔刮术，并以20％硝酸银及盐水拭擦颈管，减少息肉复发机会。宫颈息肉取下后常规送病理检查。宫颈肥大，无症状者可不治疗。宫颈腺囊肿，可以刺破或用二氧化碳激光或红外线光疗。

（6）子宫颈管内膜炎：局部应用1∶5000苯扎溴铵擦洗，喷呋喃西林粉。以上治疗后均有较多黄色阴道分泌物，或伴有少量出血，约半个月后逐渐减少。治疗后每月复查一次。约8周时创面基本愈合。强调要对宫颈糜烂者进行宫颈癌普查和及时治疗。

治疗慢性宫颈炎的中成药

（1）双料喉风散：先以2/1000的苯扎溴铵溶液冲洗局部创面，喷涂适量双料喉风散，每日1次，7日为1个疗程。

（2）复方黄连素：将复方黄连素注射液在宫颈口12、3、6、9点钟处，每次选择一个注射点，以糜烂面与正常组织交界处为宜（切不可注射在糜烂面上），用复方黄连素2毫升注入浆膜下，使局部出现一个约1厘米×1厘米的小皮丘，各注射点交替选用，每日1次，10日为1个疗程。本方治疗3400例，痊愈率达92.29％～97.8％。

（3）冰硼散：常规冲洗阴道，带尾棉球蘸上药粉，敷于糜烂面，24小时后自行取出棉球，每周3次，7～10次为1个疗程。

（4）妇炎灵：每日1次，每次2

粒，阴道给药，10次为1个疗程。

（5）口服中成药：①妇炎平胶囊。每次4～6丸，每日2次，温开水送服。②子宫丸。每次9克，每日3次，饭后温开水送服。③止带丸。每次3～6克，每日2～3次，饭后温开水送服。④茸坤丸。每次6克，每日3次，温开水送服。

治疗慢性宫颈炎的单方验方

（1）金银花、黄柏、甘草各等份，共研末，高压消毒，放入疮面，10日为1个疗程。

（2）黄芪15克，阿胶、白及各10克，猪瘦肉适量，蒸服，每日1剂。

（3）白英全草、一枝黄花全草、白花蛇舌草全草各30克，贯众15克，水煎服，每日1剂。

（4）五倍子粉100克，研细末，用温水调成糊状涂患处，每日1剂，每次适量。

（5）侧柏叶15克，荷叶6克，艾叶3克，生地黄15克，椿根白皮12克，水煎服，每日1剂。

（6）锡类散：局部以1‰的新洁尔灭消毒后，用喷粉器将锡类散0.25克均匀地喷撒于糜烂面，每日1次。

（7）止带丸：琥珀、牛膝、乳香、没药、苍术、黄柏、当归各90克，薏苡仁、瞿麦、车前子各150克，黄芪、党参、白术各120克，柴胡、陈皮各70克，山药、海螵蛸各180克，肉桂30克，甘草60克，制成

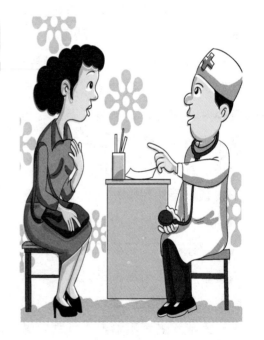

蜜丸，每次6克，以土茯苓30克煎汤送服，每日3次。

（8）鹿角菟丝子丸：菟丝子15～30克，芡实、鹿角霜（先煎）各15克，莲须6克，白果20克，杜仲10克，龙骨（先煎）、牡蛎（先

煎）各30克。咽干口燥、阴中灼热、阴虚火旺者，加知母、黄柏、贯众；宫颈出血者，加艾炭、黑荆芥穗、血余炭。

（9）复方鱼腥草素栓：此栓由鱼腥草素、冰片、椰油脂基质配制而成。每晚睡前阴道深处上药1粒，经期停用。

（10）儿茶散：明矾、儿茶各30克，冰片1克。共研细末，香油调成糊状。擦净宫颈糜烂面，将2克糊剂安放在带线棉球上，紧贴患处。24小时后自行取出带线棉球。3～4日1次，10次为1个疗程。

（11）藤黄糊剂：由藤黄粉加硼砂、冰片等制成。用时先用棉球拭净宫颈表面的分泌物，然后用棉签蘸糊剂涂于糜烂面，再用蘸有糊剂的棉球贴敷患处，每1～7日上药1次。若糜烂面呈灰色伪膜时应即停药，且不要剥去伪膜。有严重心脏病、急性传染病、急性盆腔炎者忌用。

（12）玉红宫糜油：紫草根9克，黄柏、生大黄各15克，加入香油150克，浸泡半天，再倒入小锅中炸枯去渣，装瓶备用。用时，将消毒带线棉球在药油中浸泡1天，每晚睡前取药油棉球1个，塞入阴道深部宫颈处，翌晨将棉球拉出。

（13）枯矾合剂：枯矾、白及、儿茶、五倍子各等份，冰片小于10倍量。白带多，秽臭者，加黄连、黄柏、苦参；糜烂面较深者，加蛤粉、煅石膏；宫颈充血明显伴阴道灼热者，加青黛。上药共研细末，过筛后消毒。用消毒带线棉球蘸药粉贴于糜烂面，次日取出，隔日冲洗换药。

（14）子宫丸：乳香、硇砂、儿茶各10克，蛇床子4克，硼砂1.2克，没药9克，钟乳石、雄黄各12克，血竭7.5克，冰片1克，樟丹45克，麝香1.2克，白矾1000克。上药共研细末，制成钉形药丸，每丸重约3分。用时取1丸贴敷子宫颈糜烂处，并在阴道内塞入一带线棉球，24小时后取出。一般每周上药1～2次，平均用药4～9次。月经前后停用，糜烂面易出血者忌用，治疗期间禁性生活。

✿ 预防宫颈炎的方法

（1）讲究个人卫生，勤洗澡，勤换内衣，每日用温水洗外阴，不用不洁洗浴用具，包括避免使用他人毛巾、肥皂等。

（2）注意经期卫生，应使用合格的月经用垫，经期要注意休息，禁止在经期游泳。

（3）避免公共场所交叉感染，包括公共浴池、游泳池、旅店及公厕等。

（4）增强体质，提高个人抵抗疾病的能力，不可随意服用一些减肥药物。在妇科门诊中常常见到一些女性服用减肥药物后，体重或许是减轻了，但抵抗力却下降了，结果出现闭经、月经不调，或者引起原有的慢性病如盆腔炎、宫颈炎等复发。

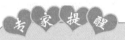

大蒜炒苋菜： 大蒜10克，苋菜250克，精盐适量。大蒜剥去外皮，洗净，捣碎成糜状；苋菜去根部，洗净，切成小段。起油锅，下蒜茸，加入适量精盐，炒蒜茸至微黄有蒜香味，再下苋菜，翻炒至熟即成。随量食用。具有清热利湿止带的功效。适用于湿热型急性宫颈炎。

豉汁蒸蛤肉： 文蛤肉200克，豆豉15克，大蒜10克，白糖、精盐、植物油各适量。文蛤肉用清水洗去泥沙；大蒜去皮，豆豉洗净，混合后共捣烂如泥。把文蛤肉、豆豉、大蒜共放碟内，加白糖、精盐、植物油适量混匀，小火隔水蒸熟即成。随量食用。具有清热利湿止带的功效。适用于湿热型急性宫颈炎。

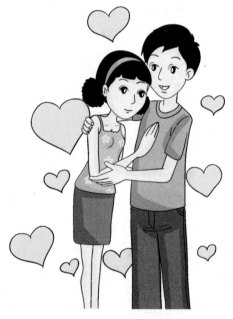

（5）结婚以后，应注意性接触感染，经期不可性交。患性传播疾病，包括梅毒、淋病、滴虫病等，夫妇双方必须同时治疗，而且治疗必须彻底。

（6）一旦出现白带增多、腰痛、下腹痛等症状，应及时去医院就诊。做到早诊断，早治疗。

（7）饮食上要注意营养，做到合理搭配，不偏食，不挑食。

 哪些汤羹适合于急性宫颈炎

（1）蒲公英瘦肉汤：猪瘦肉250克，蒲公英、生薏苡仁各30克。蒲公英、生薏苡仁、猪瘦肉洗净，一起放入锅，加清水适量，大火煮沸

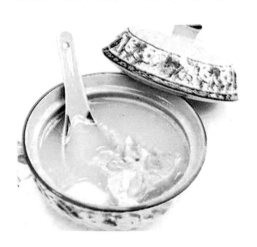

后，改小火煲1～2小时，调味供用。佐餐食用。具有清热解毒，祛湿止带的功效。适用于湿热型急性宫颈炎。

（2）鸡冠花瘦肉汤：鸡冠花20克，猪瘦肉100克，大枣10枚。将鸡冠花、大枣（去核）、猪瘦肉洗

净。把全部用料一起放入砂锅，加清水适量，大火煮沸，改小火煮30分钟，调味即可，随量饮用。具有清热利湿止带的功效。适用于湿热型急性宫颈炎。鸡冠花有白色、红色2种，白色者以渗湿清热为主，治白带；红色者除清热利湿外，能入血分以治赤白带，使用时可按证候不同而选用。

（3）三妙鹌鹑汤：肥嫩鹌鹑1只（重约100克），薏苡仁30克，黄柏12克，苍术6克。肥嫩鹌鹑活宰，去毛、内脏，洗净；薏苡仁炒至微黄，去火气，备用；黄柏、苍术洗净。把全部用料放入锅，加清水适量，大火煮沸后，小火煲约2小时，调味供用。佐餐食用。具有清热燥湿，利水止带的功效。适用于湿热型急性宫颈炎。

（4）黄瓜土茯苓乌蛇汤：黄瓜500克，土茯苓100克，赤小豆60克，乌蛇250克，生姜30克，大枣（去核）8个。将乌蛇剥皮，去内脏，放入开水锅内煮熟，取肉去骨；鲜黄瓜洗净，切块；土茯苓、赤小豆、生姜、大枣洗净。将上述用料与蛇肉一起放入锅，加清水适量，大火煮沸后，小火煲3小时，调

味后即可食用。每日1剂，5～7日为一疗程。具有清热解毒，除湿的功效。适用于急性宫颈炎。

（5）马齿苋瘦肉汤：猪瘦肉250克，马齿苋、芡实各30克。将马齿苋、芡实、猪瘦肉洗净，一起放入锅，加清水适量，大火煮沸后，改小火煲2小时，调味供用。佐餐食用。具有清热解毒，去湿止带的功效。适用于湿热型急性宫颈炎。

（6）鱼腥草猪肺汤：鲜鱼腥草60克，猪肺约200克，精盐适量。将猪肺切成块状，用手挤洗去除泡沫，加清水适量煲汤，用精盐少许调味。饮汤食猪肺。具有清热解毒的功效。适用于急性宫颈炎。

❀ 慢性宫颈炎日常生活应注意些什么

（1）保证休息，多食水果蔬菜及清淡食物。

（2）保持外阴清洁，常换内裤，内裤宜柔软，选用纯棉或丝织品，防止炎症发生。

（3）慢性宫颈炎病程长，治疗的时间也往往较长，要树立信心，主动配合治疗。

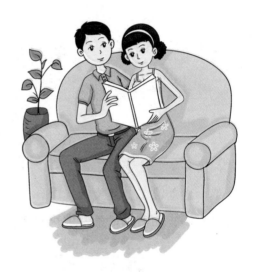

（4）慢性宫颈炎，尤其是宫颈糜烂在治疗前应先做宫颈刮片，排除早期宫颈癌。

（5）久治不愈者，必要时可接受手术治疗。

（6）手术治疗后，在创面尚未完全愈合期间（手术后4～8周）应避免盆浴、性交及阴道冲洗等。

（7）在手术后1～2个月内，于月经干净后定期到医院复查，以了解创面愈合情况及治疗效果，有的病情较重需要多次治疗才能彻底治愈。

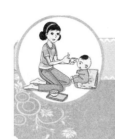

第四节
宫颈糜烂

 什么是宫颈糜烂

宫颈糜烂不是一种独立的疾病，而是慢性宫颈炎的一种表现形式。由于炎症刺激，宫颈表面的被覆上皮细胞脱落，宫颈管内的柱状上皮细胞向外突出，代替了脱落的被覆上皮，由于覆盖面的新生上皮非常薄，甚至可以看到下方的血管和红色的组织，看上去就像真正的糜烂，所以才称之为宫颈糜烂，而实际上，这并不是真正的糜烂。中国宫颈糜烂防治工程首席专家指出，宫颈糜烂是指宫颈遭受慢性炎症感染后，上皮组织的一种病理改变，虽然宫颈糜烂不会导致子宫烂掉，但如果宫颈糜烂得不到及时的

治疗容易引发宫颈癌。卫生部调查发现，在宫颈糜烂的女性中宫颈癌的发病率是正常人的10倍。

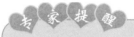

宫颈糜烂是女性最常见的生殖器官炎症，常发生于已婚女性，约半数以上有不同程度的宫颈糜烂，部分女性天生就容易发生宫颈糜烂，有些女性在妊娠期及妊娠后，或是在服用避孕药后，会出现宫颈糜烂。未婚女性由于处女膜的屏障作用，细菌很难侵入，所以很少发生宫颈糜烂现象，但有了性生活后，阴道处于一种"开放"状态，就使细菌有可乘之机，容易致宫颈糜烂。

宫颈糜烂的临床表现

白带增多是宫颈糜烂的主要症状，有时甚至是唯一症状，由于病原体的不同及糜烂的范围和程度的差异，白带的性状也有所不同。炎症感染不明显时，白带一般呈透明黏液状；宫颈糜烂伴有明显的炎症感染，白带量较少，如果病变累及较深、面积较大的重度糜烂，则白带量较多，偶尔也可能带有少量血丝，部分患者有时也可能有接触性出血。除白带异常外，患者还可能伴有腰部酸痛、尿频、尿急、性交出血等症状，但多数轻症患者可能没有这些症状。

宫颈糜烂的表现又可分为3型：

1. 单纯性

糜烂多见于炎症初期，糜烂面被单层柱状上皮所覆盖，表皮比较平坦光滑。

2. 颗粒型

炎症继续存在，使子宫颈上皮过度增生，糜烂面凹凸不平，外观呈颗粒状，为颗粒型糜烂。

3. 乳头型

如果腺上皮及间质增生显著，凹凸不平现象更加明显，呈乳头状，即为乳头型糜烂。

这3种类型可单独存在，也可交错共存。

专家提醒

宫颈糜烂按糜烂面积的大小进行划分，可分为轻、中、重三度。当糜烂面积小于整个子宫颈面积的1／3时为轻度宫颈糜烂；糜烂面积占子宫颈面积的1／3～2／3者为中度糜烂；糜烂面积占整个宫颈面积2／3以上者为重度糜烂。

引起宫颈糜烂的原因很多，如过早开始性生活、性伴侣过多、清洁过度、多次行妇科手术、性生活不洁、不注意经期卫生等都容易导致宫颈糜烂。因此，女性朋友一定要加强宫颈糜烂的防治工作，定期进行妇科检查。

导致宫颈糜烂有哪些因素

宫颈糜烂是女性的多发病和

常见病。尤其是已婚、已生育过的女性，几乎60%～80%有不同程度的宫颈糜烂。宫颈糜烂可引起白带增多、白带带血或性交后出血，常有腰酸背痛、月经失调、不孕不育

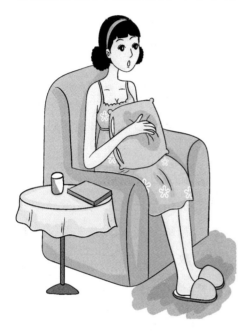

等。严重的宫颈糜烂如不予治疗，少数可发生子宫颈癌前病变或宫颈癌。所以，女性除应定期做妇科普查，宫颈糜烂较严重者应及时彻底治疗外，还应做到早期预防。导致宫颈糜烂有诸多因素。

（1）不洁性生活：未婚女性由于处女膜的屏障保护作用，阴道内微生态环境处于平衡，即使有病菌入侵，也难以兴风作浪，所以很少发生宫颈糜烂。一旦有了性生活，阴道相对处于一种"开放"状态。性生活时阴茎与宫颈有着直接接触，如果男性不注意性生活卫生，可以直接把病菌带入阴道，感染宫颈；对已患宫颈糜烂的女性来说，则可加重其宫颈炎症，扩大糜烂面，严重时还会出现性生活出血，所以宫颈糜烂，男性难辞其咎。因此，在性生活前一定要说服男性清洗外生殖器。

（2）多次人工流产：反复人工流产可造成不同程度的宫颈损伤，给病菌可乘之机，引发宫颈炎。由于炎症的刺激，局部分泌物增加，宫颈长期浸渍在炎性分泌物内就会引起糜烂。因此，育龄女性一定要做好避孕工作，避免多次人工流产，防止宫颈糜烂的发生。而轻度宫颈糜烂在临床上往往没什么症状，部分患者可出现白带增多，白带可为乳白色黏液或黄色脓性，有时可有血性白带或宫颈接触性出血，一般不影响生育，所以女性朋友也不必过度忧虑。

（3）清洁过度：部分女性很讲究卫生，但缺乏必要的知识，经常用较高浓度的消毒药液冲洗阴道，结果适得其反。因为这样做不仅会

影响阴道正常菌群的生长，使其抑制病菌的作用下降，也可造成不同程度的宫颈上皮损伤，最终出现糜烂。所以，清洗阴部的正确方法应该是：适当清洗外阴，如非必要不要冲洗阴道，维护女性生殖道的天然防线，不破坏阴道内的生态平衡，不让细菌兴风作浪。

（4）月经持续过长：研究显示，宫颈糜烂与月经周期和持续的天数有关：月经周期≤20天者患病率为81.80%，≥20天者患病率≤43.81%；月经持续天数≤2天者患病率仅33.33%，≥8天者患病率为83.33%。因此，凡月经周期过短、持续时间过长的女性发生宫颈糜烂的可能性就会增大。可通过延长周期、缩短经期来降低糜烂的发生率。

（5）其他因素：多个性伴侣、性生活强度过大（每周4次以上）、经期性生活等，也是宫颈糜烂不可忽视的原因。

 宫颈糜烂有哪些危害

宫颈糜烂在妇科疾病中是很常见的，各个年龄都有可能会发生。

目前有很多女性认为宫颈糜烂不是什么大病，治与不治无所谓，其实这种想法是错误的，妇科专家表示，如果宫颈糜烂疏于治疗的话，会给女性带来很多危害。

1. 导致并发症

患了宫颈糜烂久拖不治，会导致并发症，造成其他器官炎症，如：宫颈糜烂的病原体可以通过宫旁韧带、淋巴管蔓延引起慢性盆腔炎；可以上行造成子宫内膜炎；当炎症波及膀胱三角区，可引起泌尿系统的疾病而出现尿痛、尿频或排尿困难等刺激症状。由于慢性炎症长期刺激，可造成裂伤、息肉、外翻及囊肿等更深度病症。

2. 导致女性不孕

发生宫颈糜烂尤其是中度、重度宫颈糜烂时，宫颈分泌物会明显增多，质地黏稠，并有大量白细胞，这对精子的活动度会产生不利影响，妨碍精子进入宫腔，影响受孕。

3. 宫颈癌

据妇科专家分析，有宫颈糜烂的女性，宫颈癌发生率高于普通人群近10倍，在长期慢性炎症的刺激下，宫颈管增生带来的柱状上皮可发生非典型增生，如果得不到及时正确的治疗，就会逐渐向宫颈癌前病变方向发展，因为宫颈糜烂常常合并人乳头状瘤病毒感染，它是引起宫颈癌的可疑信号之一，这一发展过程一般需要5~10年的时间。

当您发现自己出现白带增多、腰痛、下腹不适、性生活出血疼痛等症状时很可能是宫颈糜烂引起的，建议及时治疗，以免耽误病情。

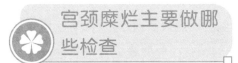

宫颈糜烂主要做哪些检查

据妇科专家介绍，由于宫颈上几乎没有痛觉神经，宫颈糜烂在初期仅表现为白带异常，部分人有腰酸背痛的现象。患轻度宫颈糜烂时，患者一般无明显症状；另外宫颈糜烂症状和早期宫颈癌外观相似，如医院不具备一定的诊疗技术，极易误诊、漏诊。因此，女性朋友一旦发现白带增多、色黄，有时出现腰骶部坠痛，甚至出现接触性出血等症状，就应及时到正规医院就诊。做宫颈检查主要有以下5种方法：

1. 妇科检查

妇科检查重点检查宫颈的大小、外形、质地、宫颈管粗细，是否有接触性出血；其次检查外阴、阴道、子宫及宫旁组织的情况（卵巢、输卵管、盆腔淋巴结等）。

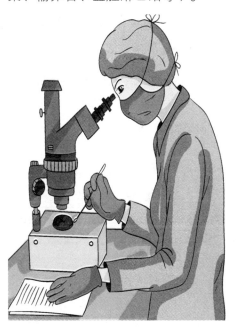

2. 阴道镜检查

阴道镜检查能迅速发现肉眼看不见的病变，在阴道镜检查中取可疑部位活检，能显著提高活检的准确率。

3. 宫颈刮片细胞学检查

宫颈刮片细胞学检查为妇科常规检查，简便易行，经济有效，是最重要的辅助检查及防癌普查首选的初筛方法。

4. 碘试验和肉眼观察

此种检查方法十分简单，费用

又低，至少可检出2/3的病变。目前，世界卫生组织推荐在发展中国家采用肉眼观察，作为宫颈癌初筛方法。即用3%～5%醋酸溶液涂抹宫颈后，观察宫颈上皮对醋酸的反应，再在白色病变区取活检。

5.宫颈活体组织的病理检查

宫颈活体组织的病理检查是确诊宫颈癌的依据。

治疗宫颈糜烂的方法

宫颈糜烂治疗方法有以下几种：

1.药物治疗

药物治疗法适用于糜烂面小的、炎症浸润比较浅的情况，如用10%～20%的硝酸银溶液局部上药，涂于宫颈糜烂面和宫颈口，涂药后用生理盐水棉签涂抹，以避免灼伤局部黏膜，每周1次，2～4次为1个疗程；局部使用抗生素，如磺胺类药、甲硝唑（灭滴灵）、呋喃西林等，每日1次，2～3个月为1个疗程；用0.1%的苯扎溴铵冲洗局部后，保护阴道，用棉签蘸取饱和的铬酸涂于糜烂面，1分钟后取出棉

签，然后用75%的乙醇（酒精）棉签消毒即可，每月1次，月经后涂药。

高锰酸钾：月经后局部涂药，1～2个月后再重复用药1次。在采用上述药物时，要小心操作，防止周围阴道壁的烧伤，而且要注意用药时消毒，预防重复感染。

2.物理疗法

物理疗法是目前治疗宫颈糜烂疗效较好、疗程最短的方法，适用于糜烂面较大和炎症浸润较深的病例。一般只需治疗1次即可治愈。

（1）电熨疗法：电熨法又称为电凝法，将整个糜烂面组织烧灼后，使之坏死脱落，而且要达到一定深度，这样治疗效果好。据总结，电熨疗法治疗宫颈糜烂1次有效率为100%。具体操作方法为：先安置好电熨器，用常规法消毒外阴、阴道及宫颈。用阴道窥器使宫颈暴露，将电熨头接触糜烂面，均匀电熨，以范围略超过糜烂面为宜。电熨深度以0.2厘米左右为宜，不可过深，也不可过浅，因为过深可导致出血，愈合较慢，过浅影响疗效。电熨后创面涂以金霉素甘油或喷撒呋喃西林粉。

（2）冷冻疗法：冷冻疗法是一

种超低温治疗，制冷源为液氮，温度为-196℃。治疗时根据糜烂情况选择适当探头。为提高疗效可采用冻—溶—冻法，即冷冻1分钟，复温3分钟、再冷冻1分钟。此方法操作简单，术后很少发生出血及颈管狭窄，一般一次即可治愈，通常无不良反应，少数患者有轻微的头昏、下腹疼痛等症状。

（3）激光治疗：激光治疗是一种高温治疗，温度可达700℃以上。主要使糜烂组织炭化、结痂、脱落，然后创面为新生的鳞状上皮覆盖。治疗宫颈糜烂一般采用二氧化碳激光器。治疗前的准备工作同电熨疗法。本疗法治疗时间短，治愈率高，一般一次就可治愈，手术过程中患者无不适感，有少数患者脱痂时有阴道出血症状。

（4）KS仪治疗：KS光疗仪采用先进的光子细胞共振技术，利用光热的复合效应达到对宫颈创面组织细胞进行杀伤和治疗的作用。此法治疗宫颈糜烂无痛苦，效果好。

物理疗法治疗宫颈糜烂应在月经干净后3～7天内进行，有急性生殖器炎症时禁用。在治疗的过程中，应注意外阴清洁，禁止性生活、阴道灌洗及坐浴，还应定期复查观察糜烂面愈合情况。心脏病患者不可实施冷冻治疗。

3. 手术治疗

如果药物疗法和物理疗法都无效、宫颈糜烂又较深或面积较大、宫颈肥大或疑有癌变者，可考虑作宫颈锥形切除或全子宫切除术。

 宫颈糜烂患者如何局部用药

正常的子宫颈外观呈淡粉红色，而宫颈糜烂时，则呈肉红色就像一个糜烂的创面。其实，宫颈糜烂并非真正的组织糜烂，其表面仍覆盖着一层完整的上皮。部分宫颈糜烂可通过药物治疗好转，尤其是轻度和中度的糜烂。口服药物治疗宫颈糜烂效果不明显，所以主要以阴道和宫颈局部用药治疗为主，包括阴道药物冲洗和阴道内放药。

（1）阴道药物冲洗：糜烂的子宫颈往往长期浸在阴道内的炎性分泌物中，清除这些炎性分泌物，对治疗宫颈糜烂至关重要。常用药物有高锰酸钾（又叫PP粉）、苏打粉、洁尔阴洗液、肤阴泰洗液、肤阴洁洗液、皮肤康洗液、聚维酮碘液等。药物都要用温开水溶解或稀释后，才能使用。使用时，最好用冲洗器将药物的溶液冲入阴道。高锰酸钾主要用于滴虫性阴道炎，苏打粉主要用于念珠菌性阴道炎，对于伴有较严重的急性阴道炎患者，可选用无刺激性的皮肤康洗液。用药物冲洗阴道治疗，有人误认为冲洗次数越多越好，其实不然。一般来说，以每日冲洗1次为宜，长时间、多次的冲洗，反而有可能破坏阴道内正常的乳酸杆菌菌群，不利于阴道炎症的治疗。

（2）阴道内置药物：宫颈糜烂与某些病毒及沙眼衣原体感染有关，阴道内放药主要就是针对这些病原体。内放的药物含中药的栓剂和干扰素，如康妇特栓，含莪术等中药，治糜灵栓，以及重组人干扰素 α-2a。使用时，先用药物冲洗阴道后，再把药物放置到阴道的深部，贴近宫颈糜烂的部位。每日1次，12~14日为1个疗程。在月经期和怀孕期间，应禁止阴道内放药，以免引起生殖道的感染，或对妊娠造成不良影响。

宫颈糜烂手术后多长时间可以有性生活

宫颈糜烂是妇科常见病，目前，治疗宫颈糜烂的方法有很多，但不管是哪种治疗方法治疗宫颈糜烂，都要经历一个恢复期，一般恢复期为3~8周，然而，在这段恢复期内，很多患者想知道什么时候可以有性生活。

一般情况下，宫颈糜烂手术后6周内禁止同房。

宫颈糜烂手术后3~8周为恢复期，在这段时间内，医生一般会给患者开一些药物来进行巩固、消炎和化瘀。而且，一般的物理治疗以后，宫颈处于很脆弱的阶段，没有完全恢复正常，因此，是不可以进行性生活的，如果进行性生活的话，只会使糜烂面越来越严重，并且还有可能会引起其他的妇科疾病。

对于宫颈糜烂手术后多久可以同房，一定要事先咨询医生。手术以后4~6周之间要复诊，检查宫颈创面愈合的情况，以预防感染。如果术后2个月后复查病已痊愈，则可进行房事，但要注意及时有效地采取避孕措施，以降低人工流产、引产的发生率，从而减少宫颈受到人为创伤和细菌感染的机会。

除了了解宫颈糜烂手术后多久可以同房，术后的营养也要多加注意，不要吃海鲜以及辛辣的食物，冰凉的东西也不要吃，多注意休息，而且还要勤洗外阴以及勤换内裤，注意卫生的防护。

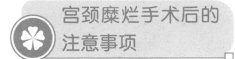

宫颈糜烂手术后的注意事项

（1）患者行冷冻手术后4～6天内阴道开始有水样分泌物，并伴有少量血液，至第7～10天分泌量达到高峰，待痂皮脱落后分泌物逐渐减少，这个过程可持续1个月左右。一般情况下患者出血量少，持续时间不长，大概1～2周出血可停止。如果出血量多，持续时间长，甚至多于月经量时，应及时去医院处理。恢复期内，患者应多喝白开水，加强营养，劳逸结合，避免过分劳累，同时，要注意阴部卫生，勤换卫生巾，保持阴部干燥、清洁、防

止伤口感染。

（2）行激光手术后，2～3天阴道分泌物开始增多，1～2周可停止，治疗后7～14天创面痂皮脱落，流出物有特殊臭味，此属正常现象。而后宫颈长出新组织，新生的鳞状上皮逐渐从外缘生长，或呈散在点片状生长融合，全部融合需1～1.5个月。

（3）宫颈糜烂手术后4～6周应去医院复查，以判断疗效，3个月后应再去医院复查1次，以了解有无复发及是否需继续治疗。

（4）手术后3～8周内，患者应禁止房事、盆浴、冲洗阴道、剧烈运动、重体力劳动，保持阴部干燥卫生。如果手术后感到腹部疼痛，可喝些姜汤缓解，也可小剂量服呤

专家提醒

行激光手术后，有5%～10%的患者会伴有不同程度的阴道出血，但症状一般都较轻，这与创面痂皮脱落后一时修复不全有关，但出血都能自行终止，不需要特殊处理。对出血较多、出血时间较长时，应在清除血性分泌物后，配合医生做激光止血。

哚美辛（消炎痛），必要时应去医院让医生处理。

（5）注意吃一些高蛋白、高维生素、清淡易消化的食物，忌吃辛辣刺激性食物。蛋白质是抗体的重要组成成分，如摄入不足，则机体抵抗力降低。术后半个月之内，蛋白质每千克体重应给1.5～2克，每日量100～150克。因此，可多吃些鸡肉、猪瘦肉、奶类、蛋类和豆类、豆制品等。

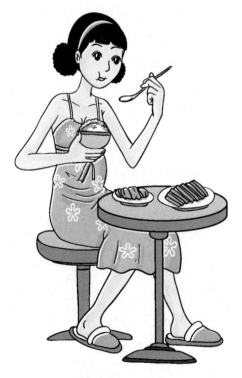

（6）在正常饮食的基础上，适当限制脂肪。术后一周内脂肪控制在每日80克左右。不可吃辛辣或有刺激性的食物，因为会加重盆腔充血、炎症，或造成子宫肌肉过度收缩，而使症状加重，如辣椒、胡椒、大蒜、葱、姜、韭菜等，龙眼（桂圆）、大枣、阿胶、蜂王浆等热性、凝血性和含激素成分的食品也要少吃。也应忌食螃蟹、田螺、河蚌等寒性食物。

（7）宫颈糜烂术后，由于身体较虚弱，常易出汗。因此补充水分应少量多次，减少水分蒸发量；汗液中排出水溶性维生素较多，尤其是维生素C、维生素B_1、维生素B_2，因此，应多吃新鲜蔬菜、水果。如此，也有利于防止便秘。

❀ 治疗宫颈糜烂的食疗偏方

虽然食疗并不能完全解决宫颈糜烂问题，但作为日常性的调理还是可以适当食用的。现在就简单介绍几种宫颈糜烂食疗方法：

方1　当归15克，黄芪50克，用水煎，取汁煮粥，常食。适用于宫颈糜烂体虚乏力。亦适用于宫颈糜烂各类物理治疗之后的体虚乏力。

方2　当归50克，羊肉500克，生姜3克，用文火炖熟，饮汤食羊肉。适用于宫颈糜烂、恶寒、舌淡、贫血的辅助治疗。

方3　香菜100克，黄瓜500克，大蒜半个，切小丁，拌和，适时食。适用于各类宫颈糜烂的辅助治疗。

方4　番茄2个，切片，大蒜2瓣，切末，拌和，适时食。适用于各类宫颈糜烂的辅助治疗。

方5　乌骨鸡1只，炖服，常食。适用于各类宫颈糜烂，特别是伴有阴道流血者。

方6　人参5克，在鸡煮熟时加入，略沸几下。或用党参30克，在煮鸡时同时放入，至鸡熟，喝汤食肉。适用于各类宫颈糜烂的辅助治疗。

方7　乌贼鱼500克，任意制作，服食。适用于各类宫颈糜烂伴有赤白带下。

方8　茜草30克，乌贼50克，水煮，饮汤食乌贼。适用于宫颈糜烂并伴有阴道流血。

方9　金针菜、当归各30克，瘦猪肉500克，同烧食。适用于宫颈糜烂体虚乏力，阴道时时出血。

得了宫颈糜烂要接受正规治疗

宫颈糜烂不可怕，但却不可不防，据统计，子宫颈炎患者发生宫颈癌的概率是正常人的7倍。令医学人士颇为忧心的是，很多女性对宫颈糜烂持消极态度，一些未婚年轻女性患了病无法正视，羞于启齿，只是自己随便买点药吃或私自到小诊所治疗了事，治疗效果得不到保障，还耽误了最佳治疗时机。而一些成年女性则认为宫颈糜烂见惯不惊，只要不痛不痒没症状就没事，

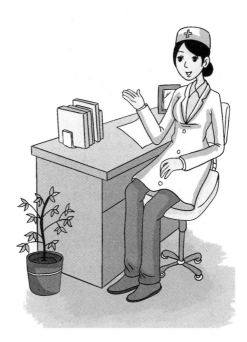

治不治都没关系。这在各医院人满为患的状况下，有些医生也会建议可以不做治疗，但这会给患者的健康带来很大的隐性威胁。

实际上，宫颈糜烂是一个动态的发展过程，患了轻度宫颈糜烂如不及时治疗或正确治疗，就很容易发展成中、重度宫颈糜烂，尤其是颗粒型或乳突型宫颈糜烂，不仅威胁女性身体健康还会增加治疗的难度和费用，甚至会演变成宫颈癌而危及生命。因为长期的炎症刺激极易导致病灶发生非典型增生而演变

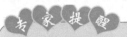

由于宫颈糜烂与早期宫颈癌的症状极为相似，一般用肉眼无法鉴别，只有通过宫颈刮片做细胞学检查、阴道镜检查及活组织病理检查等才能区分，很容易造成误诊，有些病灶表面上看是宫颈糜烂，其实很可能是早期宫颈癌。因此，早一天治疗，少一天伤害，患者应该到专业妇科医院接受正规的治疗，立足于早发现、早诊断，以赢得治疗上的主动权。

成癌。同时，因为宫颈局部的免疫力下降，更容易感染人乳头状瘤病毒（HPV），而增加宫颈癌的发生率。因此，要防宫颈癌，必须要从防治宫颈糜烂入手。

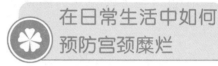

在日常生活中如何预防宫颈糜烂

宫颈糜烂是威胁女性健康的一大杀手，特别是由于宫颈糜烂引发的宫颈癌，直接威胁女性的生命。那么，宫颈糜烂如何预防呢？

（1）不过早开始性生活是有效预防宫颈糜烂的关键。青春期宫颈的鳞状上皮尚未发育成熟，性生活容易使鳞状细胞脱落而造成宫颈糜烂。

（2）保持情绪稳定，少吃辛辣、油腻、刺激性、过冷、高糖的食物，多喝酸奶。患病期间尽量不行或少行房事。凡月经周期过短、月经期持续较长者，应予积极治疗。

（3）积极治疗急性宫颈炎；每年做一次妇科检查，以便及时发现宫颈炎症，及时治疗；讲究性生活卫生，适当控制性生活，坚决杜绝

婚外性行为和避免经期性交。不洁性生活易带入各种病原体，而诱发宫颈炎甚至宫颈癌。

（4）及时有效地采取避孕措施，避免过早、过多、过频的生育和流产，分娩和流产都会造成宫颈的损伤，从而为细菌的侵入提供了机会；避免分娩或用器械损伤宫颈；产后宫颈裂伤应及时缝合。

（5）注意个人卫生，每日更换、洗净、消毒内裤。洗内裤的时候要和袜子等其他衣物分开洗。

治疗宫颈糜烂有哪三大误区

宫颈糜烂是比较常见的妇科病，很多女性都面临反复发作的困扰。专家提醒，治疗宫颈糜烂要防止三大误区。

（1）宫颈糜烂会导致不孕：宫颈糜烂是慢性宫颈炎的一种表现，是女性的常见病。轻、中度宫颈糜烂并不会影响生育。如果有生育需求的朋友，不要将注意力过多地集中在"糜烂"上，不要盲从某些误导，而去接受错误的治疗，可以在

医生的指导下受孕。

（2）盲目药物治疗：目前，局部治疗宫颈糜烂的药物种类繁多，但局部用药只能对糜烂表面起作用，短期内表面好像愈合了，但由于基本病变未得到解决，很快又会复发。至于外阴和阴道冲洗，只能改善白带症状，对糜烂的愈合不能起到根本作用。同时，不必要的阴

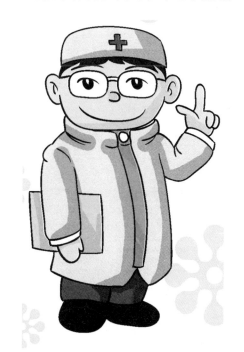

道冲洗或用药会破坏阴道的正常防御机制，反而可能引起感染。

需要治疗的宫颈糜烂者，不要以为"上药、冲洗"比物理治疗花钱少、不伤皮肉，不恰当的治疗只会使病程延长、病情加重，反而付

出更多的钱。

（3）没有生育的女性不宜物理治疗：有许多人听说物理治疗后子宫颈出现的瘢痕会影响受孕，使许多未育女性断然拒绝物理治疗。那么，未生育的宫颈糜烂女性该如何治疗呢？

首先，要看糜烂的程度和性质。宫颈糜烂按病变的深度，分为轻、中、重三度。如果是轻度而又表浅的糜烂，即使糜烂面较大，但如果糜烂深度较浅，白带不多，也可暂时不治。如果是中度以上的乳头状糜烂，必须做防癌检查并进行治疗，只要在物理治疗过程中注意治疗范围不波及宫颈管内，就不必过度忧虑。这一点，在于医生对病情的正确诊断和对操作的熟练掌握。

第五章

孕产期疾病

孕期感染疾病后，有些病菌可以通过胎盘或在分娩过程中传给宝宝。一旦这种情况发生，可能会给胎儿带来很严重的后果。虽然孕妈妈没有办法完全避免孕期感染疾病，但可以自己采取一些简单的措施，来降低孕期感染疾病的可能性，如经常洗手、不和别人共用杯子或餐具、不喂养小动物、远离任何传染病患者等。

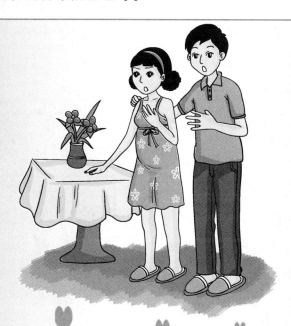

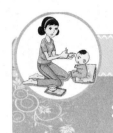

第一节
孕期疾病

 什么是前置胎盘

在正常情况下，胎盘应附着在子宫的前、后及侧壁上，但是在某种情况下，胎盘像小帽子那样附着在子宫颈内口的上方，恰好戴在胎儿的头上或臀部，这种情况称为前置胎盘。根据前置胎盘的位置，可归为三种类型：若子宫颈内口全部被胎盘组织所遮盖，称为完全性（或中央性）前置胎盘；若子宫颈内口仅一部分被胎盘遮盖，称为部分性前置胎盘；若胎盘下缘恰恰在子宫颈内口边缘处，称为边缘性或低位性前置胎盘。

孕妈妈前置胎盘出血，常常是在妊娠晚期突然发生，有时一觉醒来，自己竟睡在血泊之中。那么，

前置胎盘为什么会在妊娠晚期突然发生无痛性、无诱因的流血呢？原来，孕妈妈在妊娠7个月以后，子宫上部肌肉开始收缩，下段肌纤维会被动伸展，但紧附于子宫下段或子宫颈口上的胎盘不能跟着相应地扩张，因此，胎盘前置部分与其附着处发生错位，导致部分胎盘剥离而发生出血。剥离处血液凝固，可暂

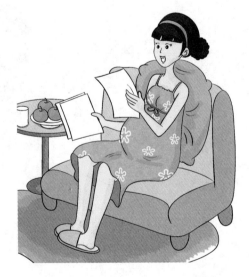

时止血，然而子宫下段的伸展，不可能因此而停止，胎盘可能继续剥离，故可反复出血。出血的迟早、出血量的多少和出血的时间等，与前置胎盘类型有十分密切的关系。一般是完全性前置胎盘流血较早，出血量也多；低位性前置胎盘出血较迟，有时在生产时才发生出血，出血量也较少；部分性前置胎盘介于二者之间，一般来说，前置胎盘不会直接影响胎儿发育，也不一定会直接威胁胎儿的生命。当然，如果孕妈妈出血严重，就不得不及时终止妊娠，以抢救孕妈妈的生命。严重出血者，还可能导致早产，或因出血而致孕妈妈休克，需要及时抢救，才能使母婴化险为夷。

怎样治疗前置胎盘

前置胎盘的治疗原则是止血补血，应根据阴道流血量、有无休克、妊娠周数、产次、胎位、胎儿是否存活、是否临产等作出决定。可以用以下方法治疗前置胎盘。

1. 期待疗法

出血期间强调住院观察，孕妈妈应保持心态平静，绝对卧床休息，取左侧卧位，以改善子宫、胎盘的血液循环。住院期间应纠正贫血，每天吸氧3次，每次20～30分钟，应用宫缩抑制剂也非常必要。若因反复出血需提前终止妊娠时，应用地塞米松促进胎儿肺成熟。在期待治疗过程中，应进行辅助检查，以确定诊断。

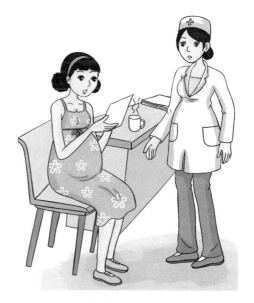

2. 终止妊娠

（1）终止妊娠的指征：孕妈妈反复多量出血导致贫血甚至休克者，不论胎儿成熟与否，为了母亲的安全，应终止妊娠。胎龄达到36周后，胎儿成熟度检查提示胎儿肺成熟者，亦应终止妊娠。

（2）剖宫产术：剖宫产能迅速结束妊娠，达到止血的目的，可相对确保母婴的安全，是目前处理前置胎盘的主要手段。完全性和部分性前置胎盘的处理，有70％～90％采用剖宫产。前置胎盘行剖宫产时，一定要做好防止和抢救出血的准备，强调有备无患。术前通过B超检查进行胎盘定位，以利选择应变措施。积极纠正贫血，预防感染，在输液备血条件下做好抢救母婴的准备。前置胎盘患者因子宫下段肌层菲薄，收缩力弱，胎盘附着面的血窦不易闭合止血，因而出血较多，宫缩剂往往不能奏效。当患者因大量出血而处于休克状态或系完全性前置胎盘时，应立即行子宫全切术或低位子宫次全切除术。若胎盘部分植入，可行梭形切除部分子宫肌层组织；若大部分植入，活动性出血无法纠正时，应行子宫全切术。同时，应积极抢救出血与休克，注意纠正心力衰竭、酸中毒，并给予抗生素预防感染。

（3）阴道分娩：仅适用于边缘性前置胎盘、枕先露、流血不多，估计在短时间内能结束分娩者。

（4）紧急转送的处理：患者阴道大量出血而在当地无条件处理时先输血输液，在消毒状态下进行阴道纱布填塞和腹部加压包扎，以暂时压迫止血，并迅速护送转院治疗。

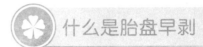 什么是胎盘早剥

正常位置的胎盘一般于胎儿娩出后从子宫壁剥离，这属正常。当正常位置的胎盘于妊娠晚期或分娩期，在胎儿娩出前，部分或全部从子宫壁剥离，称为正常位置的胎盘早期剥离，简称胎盘早期剥离或胎盘早剥。

胎盘早剥的主要症状是腹痛和阴道出血，剥离的大小与出血不一定成正比，剥离面在胎盘边缘，血可以流出阴道；剥离面未达边缘，则可形成胎盘后血肿。胎盘早剥多有妊娠高血压病史或外伤、外倒转史，腹部剧痛；由于子宫内出血，子宫可比妊娠月份大，胎儿虽可能成活，但不一定听到胎心，胎位不清。出血多时可伴有失血的症状，甚至失血性休克。病情较轻者的表现是突然发生轻微腹痛，同时有少量阴道出血，医学上把这种血液大量流向体外的出血方式，称为显性出血。这种轻微出血的孕妈妈，胎盘一般剥离1／3左右。病情较重

者，往往来势凶猛，如疾风暴雨似的发生持续性剧烈腹痛和腹胀，并自觉腹部较胀，阴道可能有少量出血。医学上将这种少量血液或无血液流到体外而血液滞留于宫腔的出血方式，称为隐性出血。此种情况多发生于合并妊娠高血压、子痫前期等疾病的孕妈妈。

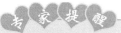

专家提醒

胎盘早期剥离亦称胎盘早剥，如果早剥面积不超过1/3，临床一般可无症状，胎儿存活率亦高，但有时早剥处面积虽小，但是在脐带的根部或附着的附近，影响或阻断了血液供应，在产程中可突然听不到胎心音。早剥面积超过1/2，胎儿多因缺氧发生严重宫内窘迫而死亡。剥离的胎盘及胎儿不能及时娩出，胎盘附着处的血窦出血，同时子宫又不能有效收缩，可致产妇大出血，严重时可出现弥散性血管内凝血（DIC）而危及生命。因此，及时、准确地诊断，及早、正确地处理，对于抢救产妇的生命是十分重要的。

发生胎盘早剥后该怎么办

对于妊娠中、晚期出现的腹痛伴阴道出血，如有外伤史或慢性疾病史，可疑胎盘早剥者，应即刻去医院急诊处理。孕妈妈不要精神过度紧张，尽可能卧床或减少活动。对于阴道出血量多伴休克者，应首先抢救休克，快速输血输液，同时要及时终止妊娠。

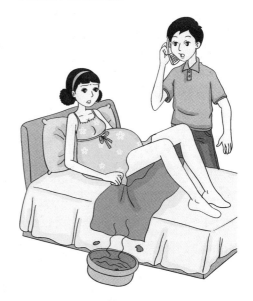

终止妊娠的方法不外乎阴道分娩和剖宫产。阴道分娩多用于产妇一般情况好、宫口已开大、估计胎儿短时间能娩出者；对于严重的

胎盘早剥，产妇一般情况差，估计短时间不能自行阴道分娩者，应立即行剖宫产；如果曾估计可阴道分娩，但在产程中孕妈妈情况不断恶化，也应立即剖宫结束分娩。

胎盘早剥患者产后或手术后易发生大出血，应密切观察产妇并做好急救准备。

多胎妊娠对母体生理有哪些影响

双胎妊娠能造成母体生理上很大改变，专家研究发现：双胎妊娠晚期母亲血容量平均增加50％～60％，而单胎妊娠仅平均增加40％～50％。妊娠晚期的母体血量，双胎妊娠要比单胎妊娠多500毫升。双胎妊娠后失血量亦多得多，由阴道分娩的平均失血量，双胎为600毫升左右，而单胎为200毫升左右，因此多胎妊娠的孕妈妈易贫血。正因为多胎妊娠对母体生理改变很大，所以多胎妊娠并发症的发病率比单胎妊娠高得多，诸如流产、早产、羊水过多症、妊娠高血压、前置胎盘，以及在分娩期产程延长、胎位异常、胎盘早剥、早期

破膜及脐带脱垂等，这些并发症都能给多胎妊娠的产妇造成相当程度的危险性。

怎样预防多胎妊娠的并发症

为了减少多胎妊娠的并发症及围生期死亡率和患病率，必须加强孕期保健，预防早产，分娩期减少胎儿的产伤，胎儿出生后孕妈妈应与儿科医生共同照顾好新生儿。为达到此目的，首先要早期诊断，以争取尽早尽可能地给胎儿最好的宫内环境。

孕期应给孕妈妈更多的热量、蛋白质、矿物质、维生素及必需的脂肪酸。每天能量补充应增加1.26千焦，同时应补充铁剂及叶酸。卧床休息能预防早产、增加胎儿体重和减少胎儿死亡率。一般在妊娠末3个月期间住院最佳。此外，定期产前检查，及早发现并发症并及时治疗，同时加强对胎儿宫内情况的监测。双胎妊娠不应超过预产期，否则可能由于胎盘功能不全而致胎儿死亡，在必要的时候可行双胎引产。

由于双胎妊娠在分娩期有很多并发症，包括子宫收缩功能不良、

胎产式异常、脐带脱垂、胎盘早剥、产后出血等，因此，所有双胎分娩均应住院在产科医生监护下进行。

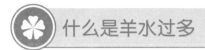

什么是羊水过多

正常足月妊娠时羊水量约为1000毫升。羊水多于2000毫升为羊水过多，羊水超过3000毫升，即可出现压迫症状。羊水在胎膜内剧增称急性羊水过多，孕妈妈多伴有急性压迫症状，如呼吸困难，不能平卧，腹部膨胀难忍，下肢、外阴水肿，但此类较为少见。临床多见慢性羊水过多。由于羊水在较长时间内缓慢增多，孕妈妈已逐渐适应，因而压迫症状并不明显。此外，双胎妊娠发生羊水过多者为单胎羊水过多者的10倍。

由于产生羊水过多的原因尚不明了，孕妈妈一旦发现腹部增大明显时即应去医院检查，以明确是否为羊水过多，羊水过多的孕妈妈约25％合并胎儿畸形，其中以神经管和上消化道畸形最常见，如胎儿脑膨出、无脑儿、脊柱裂、食管闭锁、小肠高位闭锁等，也可见胎儿泌尿系畸形。羊水过多也常见于母婴血型不合，孕妈妈糖尿病者。若胎儿畸形，应尽早终止妊娠；若胎儿正常，可根据羊水多少，孕妈妈症状轻重，予以适当限盐，口服利尿剂等治疗，并注意避免胎膜早破。

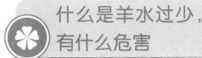

什么是羊水过少，有什么危害

羊水量少于300毫升称为羊水过少。羊水过少的发病原因尚不完全清楚。羊水过少常与胎儿泌尿系统异常同时存在，如先天性肾缺，如肾脏发育不全、泌尿道闭锁，导致胎儿尿量减少或无尿，从而影响了羊水量。此外，过期妊娠、妊娠高血压综合征、心血管疾患、慢性肾脏疾患，也可影响胎儿发育，导致羊水过少。

羊水过少可因为胎儿畸形等因素引起，羊水过少的同时也可导致胎儿畸形。如羊水过少发生于妊娠早期，羊膜可与胎儿肢体粘连，引起胎儿肢体畸形；也可因羊膜或脐带与胎儿的某一部分粘连，引起该局部发育异常；妊娠中、晚期羊水过少，由于子宫四周压力直接作用于胎儿，胎儿可发生各种肌肉畸形、畸足、肺发育不全、斜颈、背屈曲等，也容易出现胎儿宫内窘迫、新生儿窒息等。

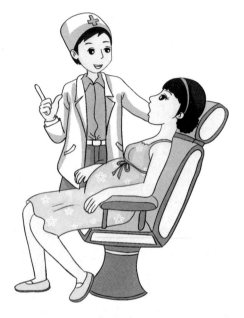

对于羊水过少的情况要根据不同时期的情形区别对待，早发者胎儿致畸率较高，如明显影响胎儿发育应尽早结束妊娠；若晚期引起并发症或过期妊娠，可以及时治疗并发症或适时终止妊娠。分娩中应做好抢救新生儿及防止产后出血准备，如无其他产科并发症，以阴道分娩为宜，如果发现胎心变化应及时行剖宫产术。

号。怎样治疗羊水过少呢？若妊娠已足月，应尽快破膜引产，破膜后如羊水少且黏稠，有严重胎粪污染，同时出现胎儿窘迫的其他表现，估计短时间内不能结束分娩，在除外胎儿畸形后，应选择剖宫产结束分娩。剖宫产比阴道分娩可明显降低围生儿死亡率。

近年来应用羊膜腔输液防治妊娠中、晚期羊水过少取得良好效果。方法之一是临产时羊膜腔安放测压导管及头皮电极监护胎儿，将37℃的0.9％氯化钠液，以每分钟15～20毫升的速度灌注羊膜腔，一直滴至胎心率变异减速消失，羊水指数（AFI）达到8厘米。通常解除胎心变异减速约需输注0.9％氯化钠液250（100～700）毫升。若输注800毫升变异减速仍不消失为失败。通过羊膜腔输液可解除脐带受压，使胎心变异减速率、胎粪排出率以及剖宫产率降低，提高新生儿成活率，是一种安全、经济、有效的方法，但多次羊膜腔输液有发生绒毛羊膜炎等并发症的可能。

 如何治疗羊水过少

如何治疗羊水过多

羊水过少是胎儿危险的重要信

如果临床发现羊水过多，为了

避免羊水过多带来的危害，需进一步做B超检查，明确是否有胎儿畸形。如果急性羊水过多孕妈妈压迫症状明显，B超提示胎儿畸形，应及时终止妊娠。孕妈妈无压迫症状，B超未提示胎儿畸形者，不必过早干预。可采用低盐饮食，服用镇静药、利尿药及中药，等待足月自然分娩。由于羊水过多常合并胎儿畸形，因此即使B超未提示明显胎儿畸形，只要无头盆不称，无胎心异常，估计能自然分娩者，应鼓励孕妈妈尽可能选择阴道分娩，以免胎儿发育异常，手术产对产妇损伤太大。

羊水过多的孕妈妈临产时，为避免破膜后羊水在短时间内大量涌出，子宫内压骤降，引起胎盘早剥、脐带脱垂或因腹压骤降引起孕妈妈休克等，应采取早期高位人工破膜，缓慢放出羊水。破膜前后做好输血、输液等抢救准备，破膜时要在腹部裹腹带或放置沙袋，胎儿分娩后及时应用宫缩剂以防产后出血。

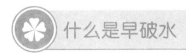

什么是早破水

早破水学名应为胎膜早破，指胎膜在临产（规律性腹痛）之前破裂，羊水流出，表现为一次大量流出，也可少量间断性排出。腹压增加时如咳嗽、打喷嚏等羊水也可流出。

早破水的原因很多，值得注意的是，妊娠后期性交产生机械性刺激或引起绒毛膜羊膜炎是早破水的一个常见原因。

早破水可诱发早产、宫腔感染、宫缩乏力、胎儿缺氧，还可随羊水的流出，脐带脱出于宫颈外造成脐带脱垂而引起胎儿死亡。

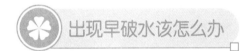

出现早破水该怎么办

妊娠期间任何时间发生阴道流水，均应引起注意。流水的量少、时间短，流水可能是妊娠期宫颈的分泌物；阴道有中等量或大量液体外流，则要到医院急诊，此时孕妈妈应保持臀部卧位，以免脐带脱垂，并应保持会阴部清洁。

凡是足月妊娠在临产前持续或阵发大量阴道流水，要用试纸诊断法诊断，如试纸变暗绿色，则可确诊为早破水，需要入院处理。如果破水12小时尚未自然临产者，应进行引产，同时给予抗感染药，以预防感染。产程中要注意观察先露部分是否已定，有无胎儿缺氧或感染可能，如发现脐带脱垂、胎儿宫内窘迫，需紧急做剖宫产，结束分娩。

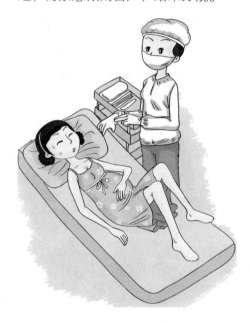

妊娠尚未足月即发生破水时，可采用期待疗法，在加强监护措施情况下进行保胎，以期延迟分娩时间。

发生早破水后，应让孕妈妈平卧，垫高臀部，在送往医院途中，亦应尽可能保持孕妈妈臀高头低位，防止脐带脱出，尽量不要站立、走动。

 如何防止早破水

在妊娠期间，任何时候都可以发生阴道流水的情况。怎样防止早破水呢？有以下几点。

（1）搞好孕期保健，定期做产前检查。一般在妊娠5～7个月间，每个月应检查一次；妊娠7～9个月间，每半个月检查一次；妊娠9个月以上，每周检查一次。有特殊情况时应随时检查。

（2）适当安排好孕期的生活和工作，加强孕期营养，孕妈妈心情要舒畅。

（3）忌剧烈运动，忌提重物等，不走长路、不跑步。

（4）孕期减少性生活，特别是怀孕早期的3个月和末期的3个月；尤其在怀孕最后1个月应禁止性交，否则易造成早破水，发生感染。

（5）子宫颈松弛的孕妈妈应遵医嘱进行宫颈环扎术，于分娩前拆除缝线。

 什么是流产

孕妈妈不足28周而胎儿提前产出称为流产。流产如发生在孕期12周前称为早期流产，如发生在13周以后称为晚期流产。流产的胎儿一般均不能存活。

流产的主要原因是由于精子

或卵子缺陷或二者均有缺陷所致。当然也不排除外界因素的影响。外界影响属于母体方面的原因有：内分泌失调，早期妊娠时如果卵巢黄体功能不全，以致产生的孕激素不足，可使子宫内膜发育不良而影响孕卵着床及发育；甲状腺功能减低时甲状腺素分泌不足，细胞的新

陈代谢降低，从而影响胎儿发育。女性生殖器官疾病如子宫畸形（双角、纵隔子宫等）、子宫肌瘤，尤其是黏膜下子宫肌瘤也可影响胚胎生长的环境而致流产。如患有子宫颈内口松弛，由于胎囊、胎儿逐渐长大，而增加了对子宫的重力和压力，使原来松弛或较为松弛的子宫颈口不能承受，引起胎膜早破而发生晚期流产。急性传染病如流感、

肺炎等的细菌毒素或病毒可通过胎盘进入胎儿血内，引起胎儿中毒，感染而死亡。孕妈妈高热也可引起子宫收缩以致流产。母体严重慢性病如严重心、肝、肾疾病或引起胎儿缺氧，或引起胎盘损害而发生晚期流产。母子血型不合时，由于母体产生抗胎儿抗体以致胎儿无法在宫内继续生长而流产。

专家提醒

确诊为妊娠的女性，如发生下腹痛或阴道流血则应该考虑流产的可能。由于流产的胚胎中有不少属于孕卵染色体不正常，因此自然流产实际上是一种自然淘汰现象，对于可能流产的患者应及时去医院就诊以确定是否会流产。腹痛愈重，阴道流血愈多的患者其流产的可能性愈大。若仅有流产先兆，则应注意休息，适当采用保胎药物如黄体酮及镇静剂等。但也不必盲目无限期保胎，必要时应到妇科检查，做尿妊娠试验及B超检查，以确定胎儿发育情况，然后再决定进一步的处理。

总之，造成流产的原因很多，有精子、卵子本身的缺陷问题，也有精子、卵子以外的问题。所以，需要孕妈妈从多方面采取防止流产的措施。但是，应该流产的如精子、卵子本身问题等，就要流产，实行自然淘汰，有利于优生。

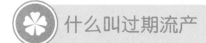

什么是习惯性流产

自然流产连续发生3次以上者，称为习惯性流产。流产往往每次发生在同一妊娠月份，其流产过程与一般流产一样。

造成习惯性流产的原因主要有以下几种：一是夫妇双方的染色体异常，胎儿染色体异常的发生率很高；二是母亲黄体功能不全；三是母亲患慢性疾病；四是母亲生殖器官疾患，如子宫发育不良、子宫畸形、子宫肌瘤，等等。

治疗原则：详细检查流产的原因，并针对原因进行治疗。属于夫妇双方染色体异常者要避免妊娠，如果妊娠即应进行胎儿检查，发现异常必须终止妊娠。黄体功能不健全者可在医生指导下服用孕激素；母亲患慢性疾病须治疗，不宜妊娠者以不妊娠最佳，或在医生指导下妊娠；子宫畸形者可先行手术矫正治疗，然后妊娠。

什么叫过期流产

过期流产（又称稽留流产）是指胚胎或胎儿死亡之后2个月或以上仍未从宫腔排出。怎样才知道过期流产呢？在一段时间内患者可无任何不适，若妊娠月份较大，孕妈妈可发现腹部不再长大或反而缩小，已感胎动此时又失；若妊娠月份小，早孕反应可消失，妊娠试验由阳性而转成阴性。此时妇科检查也可发现子宫不再增大或反而缩小。若胚胎或胎儿有排出征象时可出现阴道流血，量不多，但在胚胎即将自行排出前则腹痛加剧，阴道流血量增多，甚至可见组织物排出。B超检查可在临床症状出现前做出早期诊断，可见胎囊胎儿与妊娠月份不符合（小于月份），或随诊检查不再增大反而缩小，或已有胎动及胎心音，但又消失等。过期流产由于胚胎死亡后在宫腔内停留过久而不排出，因而常因羊水被吸收及胚胎老化而紧黏于子宫壁上，给刮宫带来了困难。胚胎过久不排出，有时还可引起凝血功能障碍，出现血不易凝固而出血不止现象。若阴道流血过久，还易引起感染。因此，孕妈妈如腹部不再长大或阴道流血，应及时去医院检查，B超可明确诊断。一旦确诊，应尽快使胎儿排出，千万不要盲目保胎，以免发生并发症。

流产先兆应该如何处理

先兆流产是指仅有流产的先兆，表现为有少许阴道血性分泌物或少许阴道出血，伴有轻微下腹部疼痛。

经检查子宫大小与孕月相符，宫口未开。妊娠试验阳性，超声波检查有胎心搏动。

为防止流产的发生，应避免可能造成流产的因素。如妊娠最初3个月应避免性生活，注意劳逸结合，避免各种疾病，避免剧烈运动、吸烟、酗酒等。要向患者及家属宣传优生知识，在确实不能保胎时，应说明自然生殖选择的原因，顺其自然，以自然流产为好。

先兆流产的症状大部分是患者的主诉感觉，医生在做治疗方案决

定时，应综合参考其工作环境、生活环境等因素，稳定患者情绪，给予患者精神上的支持。如果超声波检查或绒毛膜促性腺激素连续测定结果均显示胎儿仍然存活，则90％以上的孕妈妈仍可度过早孕阶段。卧床休息、充足的营养、孕激素、对胎儿无害的镇静药物等，都对先兆流产的治疗有良好的效果。

怀孕4个月以内，胎盘还未成熟，情况最不安定，最容易出现流产。甚至那时有些人连怀了孕也不知道，以致做出很多可致流产的事情。另外，在一年之中，又以入夏的5月和6月，最易小产，不管是都市和农村也都这样。原因并不是季节影响，而是因多数人在春天受孕，到五六月之时，也正是有孕两三个月的时候了。

孕妈妈患心脏病应该注意什么

患心脏病的女性怀孕后，从早孕期即应注意身体的反应。随着妊

娠的进展，负担越来越重，应在医生的监护下，注意以下几方面的问题。

（1）充分休息。保证充足的睡眠和充分的休息，适当活动，避免劳累过度。

（2）适当限制盐的摄入。吃过多的盐，会引起水分过多，增加血容量，使心脏负担过重，还会引起水肿，但也不能禁盐，否则会引起四肢无力，每日吃盐应控制在9克以内为宜。

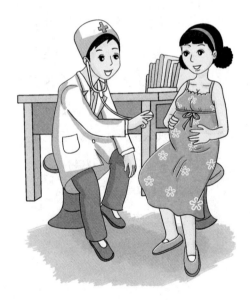

（3）适当应用利尿剂。可在医生指导下，适当口服利尿剂如氨苯喋啶，以消除过多的水分，减轻心脏负担。

（4）尽量避免感冒。心脏病患者如果发生上呼吸道感染，引起肺循

环压力升高，很容易发生心力衰竭。

（5）定期产前检查。可以及早发现孕妈妈和胎儿的异常，从而能够做到早期处理。

 ## 什么是葡萄胎

葡萄胎不仅不是怪胎，而且还不是胎儿，它是由纤细的绒毛变性而形成大小不等的水疱，水疱与水疱之间有细蒂连接，形状像一串葡萄，故称为葡萄胎。由于这种病发生异常的病理组织是水泡状物，所以，医学上称为水泡状胎块。这种病的发生率，在我国占孕妈妈的1%左右，相当常见。到目前为止，本病的发病原因，还不十分清楚。

由于葡萄胎是良性疾病，因此在确诊后不要过分紧张，确诊后首先应尽快清除葡萄胎，一般一次不能吸净，往往需要2～3次，直到无葡萄状物为止，同时严密随诊，至妊娠试验为阴性，一般至少2年。若随诊中发现妊娠试验一直不转阴，或阴性后转阳，或出现其他异常现象，如阴道流血、咯血等，则应警惕葡萄胎恶变的可能，需做进一步检查以确诊。

什么是恶性葡萄胎

恶性葡萄胎又叫作"侵蚀性或破坏性葡萄胎"，其特点是葡萄胎的组织能侵入到子宫肌肉层深部或转移到其他器官。侵入到肌肉的葡萄胎绒毛能继续发展，并可破坏子宫肌肉穿透子宫壁和血管，造成腹腔内大出血。绒毛随着血流转移至阴道、肺或其他器官后，同样形成局部组织破坏和出血。由于这种葡萄胎很容易转移，并对被侵入的组织器官具有很强的破坏性，所以称之为恶性葡萄胎。

恶性葡萄胎基本上完全来源于葡萄胎，它可出现在葡萄胎排出之前，但更多出现在葡萄胎排出之后。有不少患者其转移病灶是出现在子宫切除术后，甚至在绝经后若干年。因此，在葡萄胎排出后，又出现不规则阴道流血时，应警惕恶性葡萄胎的可能，这时患者应立即去专科医院进一步检查。阴道不规则出血是恶性葡萄胎最常见的症状，占其症状的78.5％。

其他尚可出现子宫增大、黄素囊肿和转移灶症状，如肺、阴道、脑等重要器官的转移症状。待这些症状出现时，都已经是晚期了。

恶性葡萄胎并不可怕，只要按医生的方案及时治疗，百分之百是可以治愈的。

什么是宫外孕

宫外孕又称异位妊娠，是指受精卵在子宫以外的部位着床发育。它的出现率是0.2％～0.3％。因为出现率低，加上诊断困难，所以孕妈妈发生异常时，容易被忽略。对孕妈妈来说，这是一种很危险的病。

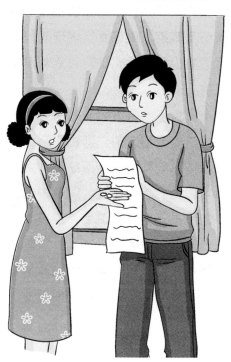

患上宫外孕的孕妈妈，由于月经正常，很难察觉自己怀孕了，而发觉的方式就是腹部突然出现剧烈疼痛，还伴随恶心和呕吐，这说明生殖器已经出血或将要出血。

宫外孕常见于以前做过终止妊娠手术的女性。不过，在正常妊娠中也存在宫外孕的现象。所以，及时检查是很重要的。

怎样防止宫外孕

约90％宫外孕发生在输卵管，约60％的输卵管妊娠患者曾患过输卵管炎，所以预防输卵管的损伤及感染，做好女性保健工作，尽量减少盆腔感染是防止宫外孕的关键。

绝大多数盆腔感染患者是由于上行性感染造成的，即由阴道内的病原体沿着黏膜上升而感染到盆腔器官，主要是输卵管。阴道内的病原体是由于不注意卫生，不经常清洗外阴，使阴道污染形成。当阴道受到机械性外力作用，如妇科阴道检查、性交（尤其是在经期性交）

等，造成阴道黏膜损伤及机械力的作用，而将这些病原体送入及上行感染，首先经输卵管进入腹腔。

孕妈妈对于这种病要时刻警惕，一旦出现剧烈腹部疼痛，就要马上去医院进行手术，千万不要磨蹭。已经患输卵管妊娠者，在手术时应保留对侧输卵管，尽量避免对侧输卵管医源性损伤，以免再次发生输卵管妊娠。

专家提醒

育龄女性突然出现腹痛、停经后阴道出血，甚至昏厥、出冷汗等一系列症状时，要及早到医院进行检查，向医生详细、准确地诉说自己的感觉。如果及时发现宫外孕，不仅可以避免腹腔内大出血或是更严重的后果，而且还可以做只取出异位妊娠组织而保留输卵管及生育功能的手术，这对于那些没有孩子的年轻女性来说是非常重要的。另外，还有可能在严密的观察下用中西医结合的非手术疗法进行治疗。

妇科病自助防治方案

第二节
产后疾病

 怎样防治产后出血

　　胎儿娩出后出血量超过500毫升者称产后出血，民间称产后大血。产后出血是分娩期的严重并发病，目前为我国孕产妇死亡的首要原因。

　　产后出血的诱因很多：凡双胎妊娠、巨大儿、羊水过多、孕妈妈年龄大于35岁，合并有妊娠高血压综合征及内科疾病，分娩次数过多的，孕产妇分娩时容易发生子宫收缩乏力，子宫收缩乏力即易发生产后出血；胎儿娩出后胎盘未能及时完整地排出，多次人工流产的产妇也易引起产后出血；有凝血功能障碍，平时有出血倾向的孕妈妈特别容易产后出血；过去发生过产后出

血，再次分娩也易再发；此外，还有很多原因可引起产后出血，如凝血功能障碍、软产道裂伤等，这里不再——进行介绍。

　　专家提醒

　　产妇一旦发生产后出血，预后严重，休克较重持续时间较长者，即使获救，仍有可能发生严重的结发性垂体前叶功能减退后遗症，故应特别重视做好防治工作。发生产后出血需针对病因迅速止血、补充血容量纠正休克和防治感染。

　　治疗产后出血，原则是迅速止血、纠正失血性休克及控制感染。具体的治疗方法：

　　（1）加强宫缩：加强宫缩是治疗宫缩乏力最迅速有效的止血方

法。助产者迅速用一手置于宫底部，拇指在前壁，其余4指在后壁，均匀地按摩宫底，经按摩后子宫开始收缩，亦可一手握拳置于阴道前穹隆，顶住子宫前壁，另一手自腹壁按压子宫后壁，使子宫体前屈，两手相对紧压子宫并作按摩。必要时可用另一手置于耻骨联合上缘，按压下腹正中部位，将子宫上推，按摩子宫必须强调用手握宫体，使之高出盆腔，有节律地轻柔按摩。按压时间以子宫恢复正常收缩，并能保持收缩状态为止。在按摩的同时，可肌内注射或静脉缓慢推注缩宫素10单位（加入20毫升10％～25％葡萄糖液内），继以肌内注射或静脉推注麦角新碱0.2毫克（有心脏病者慎用），然后将缩宫素10～30单位加入10％葡萄糖液500毫升内静脉滴注，以维持子宫处于良好的收缩状态。

通过如上处理，多能使子宫收缩而迅速止血。若仍不能止血可采取以下措施：

（2）填塞宫腔：经消毒后，施术者用一手在腹部固定宫底，用另一手或持卵圆钳将2厘米宽的纱布条送入宫腔内，纱布条必须自宫底开始自内而外填塞，应塞紧。填塞后

一般不再出血，产妇经抗休克处理后，情况可逐渐改善。若能用纱布包裹不脱脂棉缝制成肠形代替纱布条，效果更好。24小时后缓慢抽出纱布条，抽出前应先肌内注射缩宫素、麦角新碱等宫缩剂。宫腔填塞纱布条后应密切观察一般情况及血压、脉搏等生命指征，注意宫底高度、子宫大小的变化，警惕因填塞不紧，纱布条仅填塞于子宫下段，宫腔内继续出血，但阴道则未见出血的止血假象。

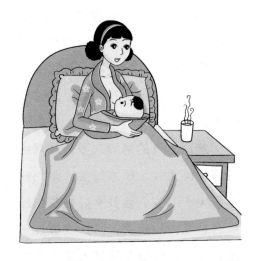

（3）结扎子宫动脉：按摩失败或按摩半小时仍不能使子宫收缩恢复时，可实行经阴道双侧子宫动脉上行支结扎法。消毒后用两把长鼠齿钳夹宫颈前后唇，轻轻向下牵引，在阴道部宫颈两侧上端用2号肠线缝

扎双侧壁，深入组织约0.5厘米处，若无效则应迅速开腹，结扎子宫动脉上行支，即在宫颈内口平面，距宫颈侧壁1厘米处，触诊无输尿管始进针，缝扎宫颈侧壁，进入宫颈组织约1厘米，两侧同样处理，若见子宫收缩即有效。

（4）结扎髂内动脉：若上述处理仍无效，可分离出两侧髂内动脉起始点，以7号丝线结扎，结扎后一般可见子宫收缩良好。此措施可以保留子宫，保留生育能力，在剖宫产时易于施行。

对产后出血的处理，在止血的同时，应积极进行对失血性休克的处理，争取改善患者的情况，并服用抗生素防治感染。

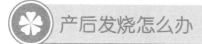

产后发烧怎么办

在分娩后的24小时内，产妇可以发烧到38℃，但这以后，任何时候的体温都应该是正常的。不过乳胀也可能引起发烧，但随奶汁排出，体温将会下降。如果奶汁排出后仍不退烧，就可能是别的原因，必须查清原因，适当处置。

产后发烧的最常见的原因是产褥感染。因为分娩减低或破坏了女性生殖道的防御功能和自净作用，分娩时或产后子宫由于胎盘、胎膜剥离而暴露创面，孕期和产褥期女性生殖道内有大量的病原体，这些原因使得产妇易于被细菌感染，并扩散到盆腔或全身，引起症状不一的炎症反应。

虽然产褥感染为产后发烧的主要原因，但也可由生殖道以外的乳腺炎、上呼吸道感染、泌尿系统感染等引起。另外，妊娠后期性交会污染阴道、产道损伤以及机体免疫减低，如健康状况差、营养不良、贫血等都可以引起发烧。

产后发烧需要针对病因积极防治，否则将会给产妇的身心带来很大的伤害，严重的可能会影响产妇的生命，应根据药敏试验选用大剂量广谱抗生素，同时，注意针对厌氧菌、需氧菌和耐药菌株采用有效的药物治疗。对严重感染者、中毒症状严重者，可短期加用激素，提高机体应激能力。对外阴、阴道局部感染者还可根据情况采取热敷、引流等方法治疗。腹腔有脓液者剖腹探查、引流排脓和清除子宫残留物。同时加强营养、增强抵抗力，纠正水、电解质失衡。病情严重或贫血者，可多次少量输血或输血浆。

产后发烧是完全可以预防的。应加强孕期卫生和保健，临产前2个月避免性生活及盆浴，加强营养，增强体质。正确处理分娩，严格执行无菌操作，缝合会阴切口要恢复正常的解剖关系，加强产褥期护理和卫生。

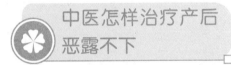

中医怎样治疗产后恶露不下

产后恶露不下，是指胎儿娩出后，恶露不自然排出体外或排出甚少。"恶露不下"可以诱发产后腹痛、产后发热等病。

产后恶露不下，主要是因为伤于七情或风冷所感，导致气血运行不畅。临床常见的有气滞、血淤两种：

（1）气滞：主要原因是产时或产后，情志不畅，肝气郁结，失于疏泄，气机不利，血行受阻。小腹多胀甚于痛；气滞则血阻，恶露不下；气郁不宣，胸胁胀满；肝郁气滞脉弦；舌质正常，苔薄白。

（2）血淤：主要原因是临产受寒或伤于风冷。血淤，小腹多痛甚

于胀，有块，疼痛拒按，舌紫黯，脉涩；寒凝，恶露不下，色紫黯。

临床上治疗恶露不下的方法多采用中医辨证施治，其方法如下：

（1）气血虚弱型：产后恶露下少或不下，色淡，头晕耳鸣，心悸。治疗时所用方剂为"圣愈汤"加减，主料为黄芪、党参、当归、川芎、白芍、熟地、白术、茯苓、丹参、鳖甲、山药、太子参及益母草等。

（2）气滞型：产后恶露下少或不下，小腹胀甚而痛，胸协胀满。治疗时所用方剂为"香艾芎归饮"加减。主料为香附、艾叶、玄胡、当归、川芎、乌药、青皮等。

（3）血淤型：产后恶露下少或不下，小腹疼痛拒按，色紫黯，同处有块。治疗时所用方剂为"生化汤"加减。主料为当归、川芎、桃仁、干姜（炮黑）、炙甘草等。

产后大便困难怎么办

产后大便困难，是指产后大便艰涩，或数日不解，或排便时干燥疼痛，难以解出。本病特点是分娩后排便困难，一般饮食如常，且无腹痛、呕吐等症状。

引起产后大便困难的病因很多，主要是分娩时失血较多，引致营血骤虚，津液亏耗，肠燥便难，或阴虚火盛，内灼津液，津少液亏，大便燥结。

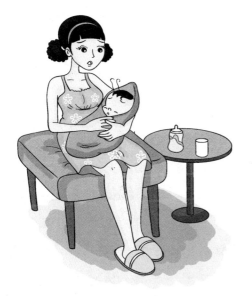

产后大便困难的治疗方法很多，治疗以养血润肠为主，同时如患者属阴虚兼内热，佐以泻火；还是阴虚兼气虚，佐以补气。通常所采用治疗方法有以下几种：

（1）西药治疗：用开塞露或甘油栓，便前纳入肛门内；服用缓泻剂，睡前服用双醋酚汀。

（2）中药治疗：食用养血润燥通便之剂，即四物汤加肉苁蓉、柏子仁、首乌、火麻仁。另外还可以用中药药膳进行治疗，如芝麻粥：芝麻10克，粳米50克，粳米煮粥，将熟时加入捣碎的芝麻，共煮熟，分次服；松子仁粥：松子仁30克，糯米50克，蜂蜜适量，将松子仁捣成泥状，同糯米加水，小火煮粥，冲入蜂蜜，早起空腹及晚间睡前分2次温食，适用于各型便秘等。

（3）外敷法：皮硝9克、皂角少许研末，将皮硝在水中溶解后，再加入皂角末，调成糊状，贴脐；大戟少许、大枣5～10枚，共捣如膏状，贴脐中。

（4）推拿：用双手各一指以适当的压力揿按迎香穴5～10分钟，或按摩法将手指向四周移动，扩大面积，使肠蠕动加快。

产后大便困难，是可以预防的，主要从两方面进行预防：生活方面，早期下床活动，劳逸结合，多食蔬菜、水果，忌食辛辣刺激食物，养成定时排便的习惯；精神方面，保持心情舒畅，避免不良精神刺激。

 产后缺乳怎么办

产后乳汁少或完全无乳，称为产后缺乳。产后缺乳严重影响产妇及新生儿的身心健康，尤其对于新生儿来说，吃不到母乳对他的影响是很大的，所以产后缺乳应积极治疗，以确保新生儿能够吃到母亲的乳汁，更加茁壮地成长。

乳汁分泌受到精神、情绪、营养状况等多方面的影响。任何精神上的刺激和（或）较大的情绪波动都会减少乳汁分泌，如忧虑、惊恐、烦恼、悲伤等。此外，营养不良、休息不足、疲劳、劳累时乳汁的分泌也会减少。

哺乳女性产前、产后都不要过多操劳，饮食要注意营养，不要吃刺激性太大的食物。并且对于产后第1次哺乳的时间越早越好，正常足月产儿产后8~12小时可以喂奶，早产儿可延迟至16~24小时，每次哺乳持续15~20分钟即可。如果第1次哺乳时间太晚对于乳汁的分泌不利，这一点一定要注意，并且传统的说教应摒弃。

有些药物会导致乳汁分泌减少甚至停止。乳母一定要禁服阿托品、红霉素、四环素、水杨酸盐、碘化物、溴化物、磺胺类、苯巴妥类等药物，并且无论在服用什么药时，都要看使用说明，如果有"哺乳女性禁用"字样时，一定要禁止使用。

在生活中，乳母除了要注意以上几种情况外，如果已出现产后缺乳现象，则需要积极处理，通常可使用以下一些方法进行治疗：

（1）饮食疗法：多食易消化、营养丰富和含钙较多的食物，如鱼、肝、骨头汤、牛奶、羊奶等。不要吃生冷、辛辣的食物等。

专家提醒

中医药膳治疗。①花生炖猪脚，花生米200克，猪脚2只，盐、葱、姜、黄酒各适量，将猪脚上的毛去掉，洗净，用刀划口，放入锅内，加花生米、盐、葱、姜、黄酒、清水适量，用武火烧沸后，转用文火熬至熟烂，随量食用；②鲫鱼汤，鲫鱼100~150克，生油50克倒入砂锅内用旺火熬热，然后将洗净的鲫鱼一条放入，煎至六七成熟，加水700毫升，文火煮汤，汤熟色白，加入少许食盐，忌酱油，每日分2次服用，7天为1个疗程。主治产后缺乳。

（2）外敷法：三棱15克，水煎后用布浸药液外敷于乳房上，并同时熏洗乳房，每日2次，3日为1个疗程；热水或葱汤熏洗乳房；橘皮煎水热敷乳房。

产后抑郁症怎样治疗

产后抑郁症是指产妇在产后6周内，第1次发病（既往无精神障碍史）以悲伤、抑郁、沮丧、哭泣、易激怒、烦躁、重者出现幻觉或自杀等一系列症状为特征的精神紊乱。

国内外报道的发病率不一样，我国有报道为7.9％，国外最低6％，最高达54.5％，发生率的差异因各国的文化背景、社会结构及诊断标准不同而致。

导致产后抑郁症的诱因可能是多方面的，有些产妇可能因为分娩（或手术产后）的痛苦、产后小便潴留、出院日期推迟等均可导致产妇流泪、哭泣，有的产妇因为无乳汁或者乳汁分泌少，不时要喂奶而影响了正常睡眠，导致失眠；有的产妇因为丈夫对其关心、体贴不够，或不能适应产后突然增加的家庭负担而导致情绪不稳定。

患抑郁症的产妇往往表现为对孩子健康过分关注，或者自以为对孩子照顾不周或乳量不足而责怪自己，甚至极少数产妇产生离婚或轻生的念头。

在产褥期，产妇雌激素和黄体酮的急剧下降或两者的不平衡以及肾上腺皮质功能障碍等内分泌的改变，可能是导致产后抑郁症发生的内因。

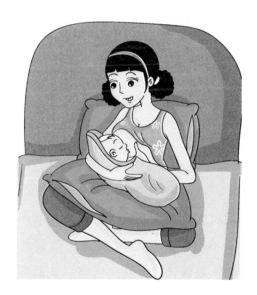

大多数产后抑郁症患者不需要住院治疗，持续几周后可逐渐缓解。最主要的是心理治疗，帮助患者正确地认识产褥期可能出现的一些问题，丈夫及家庭的关爱和社会各方面的协助都有益于患者的早期康复。重症患者可使用药物治疗，但要在医生的指导下用药。

专家提醒

预防产后抑郁症最为重要，而且应从产前宣教做起。要让丈夫理解在孕期和分娩过程中对妻子的体贴关心与支持会减轻妻子的怀孕反应及分娩时的痛苦。充分估计到产褥期妻子可能潜在的心理问题，以便给予必要的关怀、引导，使妻子顺利度过产后这一段危机时期，避免产后抑郁症的发生。

乳房胀痛怎么办

产后2～3天，乳汁分泌多了，同时婴儿吸吮次数少，使乳腺管引流不畅，乳房出现胀满，硬肿疼痛，表面还可微红有压痛，此时只要让婴儿频繁有效吸吮，待乳汁畅流后胀痛随即消退。产后要及早开始喂奶，在乳房还没有感到胀满时就让孩子吃，这样不仅可以促使早下奶、奶量多，而且可以防止乳汁淤积。

如果产妇出现发烧、乳房发炎处红肿痛热，有硬块、一碰极痛，

重者可以化脓等，早期及时抗炎症治疗可治愈，如不及时治疗，化脓后要切开引流。

关于是否可继续喂奶的问题，大部分人主张继续喂奶，因为炎症发生在乳腺的间质部，不是乳腺体发炎，只要乳汁排泄通畅，排空乳房，不影响治疗效果。如果化脓，可喂健侧，待脓肿切开，排出脓液后再喂患侧。

乳头皲裂怎么办

母乳喂养过程中，婴儿在吸吮时仅将乳头吸入口中，将乳头皮肤吸破，甚至出血、疼痛，这种是吸吮姿势不正确造成的。在喂奶时，用手托起乳房，将乳头及大部分乳晕送入孩子口中，吸吮时孩子的口呈鱼唇状，这样乳头就不会被吸破。

已经破裂的乳头，可用乳汁涂在患处，待干燥后带上清洁的乳罩，破裂处可以慢慢愈合。乳头破裂后仍可以喂奶，让孩子先吃未破的乳房，然后吃破裂的一侧，吸吮时间稍短一点。

第六章

更年期综合征

更年期综合征是指妇女绝经前后出现性激素波动或减少所致的一系列以自主神经系统功能紊乱为主，伴有心理症状的一组症候群。最典型的症状是潮热、潮红。多发生于45～55岁，大多数妇女可出现轻重不等的症状，有人在绝经过渡期症状已开始出现，持续到绝经后2～3年症状才有所减轻或消失。

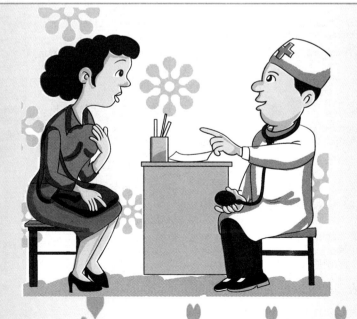

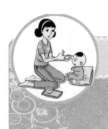

第一节
了解更年期综合征

什么是更年期综合征

更年期综合征又称为"绝经前后诸证",顾名思义,是女性绝经前后因性激素波动或减少所致的一系列躯体及精神症状。主要表现为月经紊乱、血管舒缩症状、自主神经失调症状、精神神经症状、泌尿生殖道症状、骨质疏松、阿尔茨海默病以及心血管病变等。这些症状持续时间较长,极大程度地降低生活质量,危害女性身心健康。

可依据以下几点进行自我诊断:

(1)年龄或病史:40岁以上女性月经紊乱,或有绝经史,或有手术切除双侧卵巢及其他因素损伤双侧卵巢功能等病史。

(2)典型症状:潮热、汗出。潮热常常表现为阵发性的由躯干涌向头面部的一过性烘热,紧接着出汗,严重者汗如流水,需换衣被。

(3)合并症状:常合并有如抑

专家提醒

更年期综合征是妇科常见病,其发生率高达82.73%。约70%的患者有潮热汗出等血管舒缩症状。70%~80%的女性有月经改变,并伴有不同程度自主神经系统功能紊乱为主的症状,但症状较轻,一般不影响日常生活和工作。有10%~20%的患者可出现严重症状,不能坚持正常的工作和生活,生活质量明显降低,需要积极治疗。部分患者症状持续时间较短,可以自我控制,有些则反复出现症状,长达5~10年。

郁、焦虑、烦躁、易激动、记忆力减退；心悸、眩晕、头痛、失眠、耳鸣；阴道干烧灼感、性交痛、尿频尿急；肌肉关节疼痛、腰背足跟酸痛；皮肤麻木、针刺感、蚁走感、虫爬感等。以上症状可同时出现或兼夹出现。

并排除甲状腺功能亢进症等其他病变，则可诊断为更年期综合征。

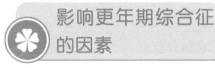

影响更年期综合征的因素

更年期是每个女性都必须经历的生理过渡时期，是指女性由生育能力旺盛阶段到逐渐衰退以至老年的过程，它是从卵巢功能开始衰退到完全停止的阶段。本病是多种因素长期相互影响的结果。

（1）社会因素：女性到了更年期，心理上和精神上都经历了一定的转变，良好的工作和社会环境能起到关键作用。处于更年期的女性由于内分泌和精神状况的变化，常有情绪烦躁、焦虑等不适，而社会的不理解、工作中同事的偏见都会加重症状。

（2）家庭因素：家庭是温暖的港湾。更年期的女性由于情绪的改变，容易在生活中表现出孤独、多疑、焦虑等情绪，这就需要家庭的关爱和呵护。同时由于部分女性有阴部干涩，常表现为性交疼痛、性生活困难等不适，更需要丈夫的理解和宽慰。而现实生活中，一些女性反而在更年期内遭受到家人更多的误解，进而导致了严重的负面效应，甚至出现自杀等极端现象。

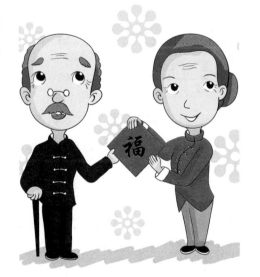

（3）个人因素：不同的女性由于认知、生活环境、体质等的差异，对更年期的认识和处理往往南辕北辙。如果身体健康，生活舒适，对更年期往往采取顺其自然的态度，没有紧张感、恐惧感，则能心平气和地看待和处理更年期出现

的各种现象和问题，反之，一些女性由于对更年期没有正确的认识，惶惶不可终日，不仅加重了不适，往往还影响了工作和生活。

总之，更年期是女性生活中的一个重要转折时期，由于工作和生活的不同境遇，以及来自外界的种种环境刺激的影响，更年期女性精神心理不能适应应激变化，而发生更年期综合征。

哪些人容易提前进入更年期

（1）有家族史者：一般认为，如果母亲与直系姐妹绝经过早，那么本人也容易提前进入更年期。

（2）营养不良者：长期营养不良、身材矮小、体重轻的女性，往往更早绝经，更年期的症状也一般较重。

（3）月经紊乱者：一般认为，月经周期短、经期持续天数少、经量少者提示卵巢功能减退，也更容易早进入更年期。

（4）抽烟者：抽烟或被动抽烟的女性，绝经较早，更年期的症状也较重。因为烟草中的苯并芘、芳香烃

等可损害卵巢功能，加速绝经。

（5）有慢性疾病者：结核、肝病等消耗性疾病、代谢性疾病和内分泌疾病均可引起卵巢功能减退，从而提早进入更年期。

更年期综合征有何危害

（1）更年期综合征引起的身体症状如潮热出汗、头晕头痛、心悸失眠等严重影响女性生活质量，严重者甚至不能坚持正常工作。

（2）更年期综合征部分患者精神神经症状突出，有些患者由于自身精神因素，往往易发展成抑郁症、焦虑症，最后甚至发展为自残、自杀，给社会稳定和家庭和谐带来极大不良影响。

（3）更年期综合征女性常常合并一些心血管症状，甚至有些并发心绞痛、冠心病的患者以为是更年期的症状而耽误了必要的救治，影响了身体健康。

（4）由于更年期女性体内雌激素水平下降，骨质疏松很明显，极易发生骨折。

（5）更年期女性尤其是绝经后

女性由于泌尿生殖道黏膜萎缩，黏膜菲薄，容易引起反复性泌尿道感染而引起尿频、尿急、尿痛等症，而一般的抗炎治疗通常不能很好地缓解症状，给患者带来极大的痛苦和较大的精神压力；同时由于盆底肌肉的松弛，常常发生压力性尿失禁，在大笑、哈欠、咳嗽等时常常出现尿失禁，给患者生活带来极大不良影响。

更年期综合征的患者往往伴随着月经异常，而一般人认为更年期月经紊乱很正常，容易忽视子宫卵巢的器质性病变，如宫颈癌、子宫内膜癌、卵巢癌等，因此建议定期行相关检查，如定期行宫颈癌筛查，必要时行诊断性刮宫或宫腔镜下行诊断性刮宫，以便"有病早治，未病先防"，防止恶性肿瘤的发生。

更年期女性如何塑造健康体形

多数进入更年期的女性由于体内雌激素水平下降，体形往往呈

"梨状"，影响形体美观，造成更年期女性美感自信降低，甚至自卑等不良情绪，同时因脂肪堆积而引发一系列疾病，如肥胖、高血压、肿瘤等。另外，更年期的女性，由于年龄的增长，身体的柔韧度也日渐下降，而且由于激素水平的下降，骨质的流失，骨与关节的活动度日渐减少，日常生活动作变得僵硬，肢体不能保持有效平衡，甚至腰膝疼痛，连弯腰、上下楼梯都会

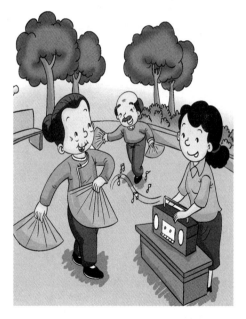

有困难。因此，可以尝试做一些伸展及柔韧性的训练，如老年瑜伽、健身操等，除了能塑造曼妙形体，防止脂肪堆积，增强更年期女性的美感自信外，还有其他裨益，如：

①可防止肌肉萎缩：有研究发现，女性在30岁以后，肌肉密度降低，肌肉内脂肪增多；在50～70岁，肌肉总强度几乎下降30％，到了70岁以后更甚，故更年期的女性进行适度锻炼，不仅锻炼了肌肉力量，也增强了心肺功能。②促进身体新陈代谢：适度运动不仅可以提高身体的新陈代谢率，还可以减轻体重，甩掉多余脂肪。③预防骨质流失和骨折：适度运动在很大程度上可刺激成骨细胞的增长，增强骨骼强度和减少骨质流失的速度，有效预防骨质疏松及骨折。

 ## 不要陷入饮食误区

很多患者在饮食调养方面陷入了误区，不少患者滥用滋补之品，或过食肥甘厚味、辛辣刺激、煎炸燥热之品，殊不知饮食与身体状况不和，反而加重了病情。

（1）"过量服用刺激性食物提神"：一些更年期的职业女性，由于常感疲倦乏力，但因工作需要，常借各种刺激性食物提神，如可可、咖啡、浓茶、烟酒等，殊不知，此类物品影响神经系统调节，若过量服用，长久以往，反而加重更年期症状。因此更年期女性对可可、咖啡、浓茶、酒等服用需适量控制，同时必须戒烟。

（2）"多吃有营养的东西"：一些更年期女性由于年轻的时候受经济条件限制，很少吃有营养的东西，奋斗了大半辈子，到了更年期，经济条件改善了，就很喜欢吃大鱼大肉等高脂肪高胆固醇等"营养丰富"的食物来"补充营养，延缓衰老"。殊不知此观点并不适合更年期女性，更年期女性饮食是营养中要偏清淡，忌油腻。这是因为更年期雌激素水平下降，容易发生高胆固醇血症，促进动脉硬化的发生而影响心脑血管健康，甚至有脑卒中的危险。因此，更年期女性要有选择性地服用营养食物，一般以高蛋白、低脂肪为原则。

（3）饮食不节：现代生活由于节奏加快，尤其是大城市生活，每天工作和往返路途的时间占据了大半，因此常常处于时间不够用的状态，饮食也没有一定的规律，很多人早餐、中餐随便打发，晚上回家大吃一顿，其实是非常不健康的饮食方式。有俗语说："早餐宜好，中餐宜饱,晚餐宜少。"是很有道理的。人们经过一夜的休息,上午精力较充沛,工作效率高,需要的营养也多。中午应当吃饱,经过一上午的工作操劳,消耗的体力和能量需要午餐来补充,并为下午储备能量。故午餐量要足够,但不应当暴饮暴食。晚餐吃得过多过饱会引起饮食停滞,消化不良,中医有句话是:"胃不和则卧不安。"就是指消化不良容易影响睡眠质量。而且夜间人不需要太多的热量,能量过剩会使脂肪堆积而造成肥胖,增加心血管疾病的发生,所以更年期女性尤其要注意三餐饮食规律,合理控制饮食摄入。

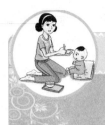

第二节
预防和治疗

哪些女性易患更年期综合征

女性进入更年期（45～55岁）后，由于卵巢功能的衰退，造成内分泌功能的失调，从而引起月经紊乱、潮热、面红、出汗、心悸、气短、容易激动等一系列的症候群，称为更年期综合征。发病率为10%～15%。那么，哪些女性易患更年期综合征呢？

（1）更年期开始过早的女性：由于更年期来得过早或进展较快，机体的生理功能不能适应和调整，或是对更年期这一人生必经之路缺乏正确的认识和思想准备，就容易引起更年期综合征症状的出现。

（2）性格内向、拘谨孤僻、过于认真、固执要强的女性：因为此类患者的神经类型多属弱型或不稳定型，适应能力较差，容易诱发本病。

（3）社会因素繁杂、心理矛盾较多的女性：长期对从事的工作不满意或不适应，同事或家庭成员之间关系紧张，调资晋级不顺利、住房困难长期得不到解决，以及对子女婚恋不满意者，心理压力会长期萦绕胸中，此类患者容易诱发本病。

（4）有急性或慢性精神创伤的女性：如离婚、丧偶、亲子死亡和配偶有外遇等的女性，容易患更年期综合征。

（5）从事脑力劳动的女性：这样的女性比从事体力劳动的人更容易患更年期综合征，特别是脑力劳动过度紧张的知识分子更易发生。此外，体力劳动过于紧张和上下班路远、家务劳动过度繁重者，也易患此病。

（6）有家庭遗传因素的女性：如母亲有本病史者，其女儿也易得此病，甚至孪生姐妹可在同一年龄发病，且症状相同。

更年期女性易患哪几种病症

女性更年期在45～55岁，由于卵巢功能逐渐衰退和消失，雌激素分泌减少，卵巢与脑下垂体间的平衡遭到破坏，因此一系列疾病便容易找上门来。女性更年期易发的疾病主要有以下五种：

（1）更年期综合征：其症状多种多样，除了月经不调、经血逐渐减少、怕冷怕热、全身乏力外，脾气也与往昔判若两人，如话多、性情急躁等，即使碰到鸡毛蒜皮的小事，也往往要大发脾气，严重者精神忧郁，喜怒无常，甚至发生精神疾病等。

（2）心血管疾病：由于雌激素分泌减少，脂肪代谢紊乱，可促使高脂血症形成。天长日久，动脉

硬化症、高血压、冠心病等都会发生。此类患者采用雌激素辅助治疗，常有出乎意料的疗效。

（3）新陈代谢障碍：女性在更年期体内合成代谢下降，容易出现关节病、肌肉酸痛、骨质疏松症等。

（4）糖尿病：由于胰岛素缺乏，女性在45～50岁，糖尿病发病率急剧上升，在50～60岁可达高峰。还可并发白内障、眼底出血、微动脉瘤等病。

（5）肿瘤：更年期后，常发现某些肿瘤，如乳腺癌高发年龄是45～55岁；子宫内膜癌高发年龄为50～64岁；卵巢癌高发年龄为50～60岁。究其原因，一是更年期机体协调功能的衰退，二是器官组织异常变化和免疫功能低下。

更年期综合征怎样预防和治疗

更年期综合征是指女性到达"更年期"的自然绝经前后，出现的一系列以自主神经功能紊乱为主的综合征。其发病年龄多在45～55岁。

1.临床症状

（1）月经紊乱：月经周期延长，来潮时间缩短，经量减少，或月经周期缩短，经量增多，或月经周期与经量均不规律，甚至出现闭经。

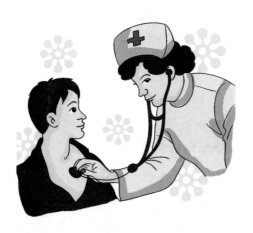

（2）心血管症状：阵发性潮热，突然发生面部、胸部、颈部一阵热感，伴皮肤有弥散性或片状发红且汗出，持续数秒到数分钟，或每周数次或每天数次不等；血压升高，主要以收缩压升高且波动明显为特征；心悸，心前区有闷压感，整个胸部不适感，类似心绞痛发作，与体力活动无关，不用服药能缓解，并有阵发性心动过速或过缓。

（3）精神和神经症状：尤其是精神状态不稳定，较易发生抑郁、忧虑、易激动、失眠等，有时甚至

喜怒无常，类似精神病发作。约有1/3的患者有关节痛、骨质疏松，临床表现为腰背痛，较易发生股骨颈、腕骨、脊柱骨折。

（4）其他症状：表现为阴道干涩、瘙痒和灼热感，性交疼痛，阴道出现血性分泌物。泌尿系出现尿频、尿急、尿痛为主的症状。代谢改变，脂肪堆积而出现肥胖。皮肤萎缩性变化，弹性差，面部色素沉着，皮肤干燥、瘙痒，毛发干燥脱落，色素减少等。

2.更年期综合征的预防和治疗

（1）为降低本病的发病率，要从40岁开始加以预防。尤其是精神因素对疾病发生的影响和家庭或社会环境改变对健康的影响，更要以预防为主。

（2）要广泛开展中年女性的保健工作，加强卫生宣传教育和适当的性教育，使人们了解更年期这一正常生理过程，正确对待并平安渡过到达老年期之后的必经关口。

（3）要注意心理调护，以乐观和积极的态度对待这一疾病，消除无谓的恐惧忧虑，家庭成员协助配合，给予同情、安慰和鼓励。

（4）加强饮食调护，以清淡、

营养丰富的饮食为佳，如多吃豆制品、瘦肉等高蛋白食物和蔬菜、水果，少食辛辣香燥之品。症状严重者，应给以对症治疗。

（5）对于烦躁、失眠、头痛、忧虑等症状明显者，可适当选用一些镇静药或调节自主神经功能的药物，如艾司唑仑片、苯巴比妥片、谷维素片；对于焦虑急躁者，可用奋乃静片或安泰乐片。上述药物必须在医生指导下服用。

如何防治更年期骨质疏松

世界卫生组织对骨质疏松的定义是：身体骨质含量降低，骨组织

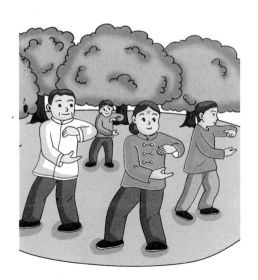

细微结构变得疏松脆弱，存在骨折危险的一种疾病，也可以认为骨质疏松就是"多孔性骨骼"，骨头不再致密，像蜂窝一般，稍遇外力极

专家提醒

汉堡妇科医生彼得·普拉茨说："女性应该从30岁起就开始为更年期做准备，为了不使更年期提前，预防今后可能出现的病痛。"他建议：①摄入足够的钙。每天喝1升牛奶，可满足需要。②要停止吸烟，设法保持理想的体重。③如果卵巢的功能慢慢减弱，肌肉会变得虚弱，腰会变圆。女性应该早一点儿调整饮食，尽可能避免身体发胖。要多吃生蔬菜、水果和鱼，做到营养合理。④定期检查胆固醇指标，并定期去做乳房检查。⑤每周至少进行两次体育锻炼，如健美操或体操。运动会使人充满活力。在更年期到来之前进行有目的的锻炼，可以提高骨密度和预防骨萎缩。⑥每周进行两次放松锻炼，如瑜伽、自体放松运动或沉思。这样可以消除紧张和劳累。

易骨折。

其实是因为更年期女性性激素水平低下，骨骼合成代谢减少，而骨质吸收加速所致。骨是由皮质骨和松质骨构成，皮质骨位于骨的外部，而松质骨位于骨的内腔，松质骨的代谢较皮质骨快，骨质疏松即骨量减少，导致皮质骨变薄，松质骨中的骨小梁变稀疏而容易断裂，这就导致骨的空隙增大，脆性增强。骨质疏松是退行性疾病，难以逆转。

那么，对于此类疾病如何防治呢？

（1）坚持体育锻炼，多晒太阳：经常锻炼可以减少骨钙流失，增加骨骼强度，而且太阳中的紫外线可以使皮肤合成维生素D的能力增强，促进体内钙和磷的吸收，推迟骨骼老化。

（2）养成良好的饮食习惯：可以通过饮食来补充钙质，多吃虾皮、鱼类、贝类、豆制品、坚果、绿色蔬菜、牛奶、动物肝脏、骨头汤等富含钙磷的食物；多喝茶，因为茶叶中含氟量高，可减少骨质疏松的发生；少饮酒，因酒精中毒可加重骨质疏松，故应少饮酒或戒酒。

（3）适量补充雌激素，有助于防止女性在绝经后骨密度的快速下降：有研究显示，雌激素补充治疗可降低腕部、脊椎和髋部骨折的危险性，且使用雌激素的时间越长，这种效果越卓著。

第七章

身体保健知识

女性要想身体健康必须重视饮食调养，要注意保持脾胃的健康和旺盛的食欲，既要饮食有节，又要重视脾胃疾病的治疗。要适当多吃富含优质蛋白质、身体必需的微量元素（尤其是铁元素）、叶酸和B族维生素的营养性食品，如豆制品、动物肝肾脏、动物血、鱼、虾、鸡肉、蛋类、大枣、红糖、黑木耳、桑葚、花生、黑芝麻、胡桃仁以及各种新鲜蔬菜和水果等。

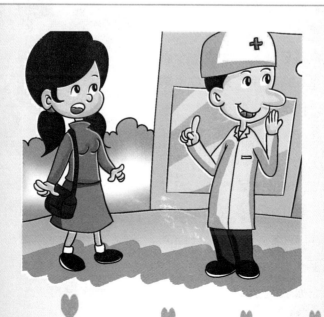

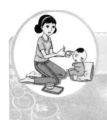

第一节

运动健身

 运动疗法对人体有哪些作用

运动疗法又称体育疗法、医疗体育，是借助运动来使患者调整身心、恢复健康和劳动能力的一种方法。中国是世界上最早应用运动疗法的国家，战国时期名医扁鹊就开始采用体操和按摩来防治疾病。目前，运动疗法已成为医学的一个重要领域，是现代临床综合治疗中不可缺少的治疗方法，被全世界的医学界所采用。

运动疗法对人体具有以下作用：

（1）增强消化系统的功能：运动疗法对消化系统具有良好的影响，运动锻炼可以增强消化系统的功能，使胃肠道蠕动加强，促进消化液的分泌，加强胃肠的消化和吸收

功能。此外，适宜的运动锻炼可以使机体内脏器官血液循环加快，这不仅可改善胃肠道的功能，还可以调节肝脏、胰腺等消化器官的功能。

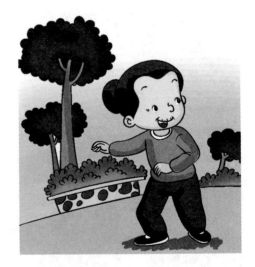

（2）调节神经系统：运动疗法可以提高大脑皮质的协调性和灵活性，使兴奋与抑制实现新的平衡，从而改善大脑皮质对自主神经系统的调节作用。

（3）改善心血管系统的功能：运动疗法可以提高心脏的功能，增强心肌的收缩力，增加心脏的功能储备，扩张冠状动脉，改善冠状动脉循环，降低血脂水平，增强动脉血管弹性，改善血液循环，预防心血管疾病的发生。

（4）提高机体免疫能力：运动疗法可以使血液中的红细胞、白细胞和血红蛋白增加，提高人体的营养水平和代谢能力，进而增强机体的免疫功能。

（5）保持肌张力：减缓或防止肌萎缩和肌纤维的退行性变化；增强关节的稳固性，提高关节的灵活性。经常进行体育锻炼的人，其脊柱和四肢关节都较灵活。运动疗法对预防颈椎病、退行性关节炎等有一定作用。

女性运动保健的原则是什么

生命在于运动，女性保持运动的习惯，不但可以保持机体健康，身体曲线优美，还能够使精力旺盛，改善精神状态。只是女性身体有其特殊性，在运动保健上要注意方式和方法。

（1）有头有尾，有始有终：第一，打算进行运动锻炼前，要做好思想上的准备。在锻炼前要坚信锻炼的功效，同时安排好工作、学习、家务与运动的时间，不要在时间上发生冲突，导致半途而废。第二，在运动开始前，重视准备活动的重要性。准备活动能够提高神经系统的兴奋性和敏感性，增强肌肉、关节的灵活性，包括走、跑、跳、压腿等基本动作。在运动完成后，要做整理运动来收尾，逐步达到呼吸和心率的平稳。

（2）劳逸结合，持之以恒：运动健身要科学地、有计划地进行，制订符合自身条件的运动计划。如果不经充分休息就从事强体力劳动或剧烈的运动，机体的负担会进一步加重，代谢产物严重堆积，机体内平衡严重失调。若不能通过必要的医疗手段予以纠正，便会向疾病的方向发展。这样不但达不到健身的目的，而且对人体健康有一定的危害。运动健身的关键在于持之以恒。半途而废往往前功尽弃。

（3）因人而异，因地制宜：运动健身要根据个人的年龄、体质、疾病隐患或已有疾病、工作性质及所处环境等，选择适合于自己的锻炼项目。

最简便可靠的方法是采用心率计算法作为判断运动量的方法。女性运动时最适宜心率不超过130～140次／分钟，冠心病患者可适当再低些。如果运动后微汗，轻松舒畅，饮食睡眠改善，体力充沛，表明运动量适当；如果运动后大汗淋漓，疲乏，食欲、睡眠不好，表明运动量过大；如运动后身体无热感，脉搏无变化或在3分钟内恢复，说明运动量不足。运动量过大，会对肌肉造成损伤，容易积劳成疾；运动量不足，达不到锻炼健身的目的。故应保证运动强度适宜，由小到大，由弱到强，逐渐适应，逐渐过渡。

另外，户外运动最好选择空气新鲜、含负离子充分的环境进行锻炼，例如公园、河边、草地等。此环境下，在健身的同时还能够保持心情舒畅。

女性锻炼为什么应因人而异

凡是参加健身运动的女性都应该根据自己的实际情况，选择适宜的内容、形式和方法。所谓实际情况，主要是指个人的健康状况、机体功能、职业特点和原有的运动基础以及自己生活环境中锻炼的条件等。因此，参加锻炼必须从实际出发，因人而异，不能千篇一律，或者照搬别人的方法。

女性参加锻炼时，还必须从女性的生理、心理特征出发。中年以后将面临绝经期一系列生理变化的影响，锻炼更须注意从实际出发，因人而异。一般可选择艺术体操、跑步、球类等，也可选择走步、慢跑步、太极拳、中老年迪斯科健身舞等项目。运动中特别要注意控制强度、时间和运动量，运动后要及时放松和休息。

体弱者的运动，其内容应多样化，可选择走步、慢跑步、游戏的球类活动。对于瘦弱者可适当安排一些增强肌肉力量的练习，促进肌肉发达。慢性病患者应有针对性地选择辅助医疗作用的项目，内容也要因人、因病而异，并应注意适当调节饮食，使之富有营养，易于消化和吸收，最好在医护人员监督指导下进行科学的锻炼。

健身锻炼为什么要根据气候变化而调整

自然界是人们赖以生存的必要环境，人离不开自然，要维持正常的生命活动，就必须与之相适应，否则便会生疾病减寿命。自然界中春、夏、秋、冬四时变迁，产生寒、暑、燥、湿，从而影响自然万物，因此运动锻炼也必须充分注意与自然环境的统一。随着季节气候变化，中年女性锻炼时在方法、内容、时间、运动量等方面也要作出相应的调整，这样才能达到健身的目的。

春季万物复苏，一派勃勃生机。在此季节，宜早起到户外锻炼，长跑是适宜的运动项目。初春时节，随着气温逐渐回升，运动也应作适应性变动。春天气候变化无常，时冷时热，运动前后要注意衣

着，开始时不宜减衣，运动后要及时更换汗湿了的内衣，以防感冒。

夏季天气炎热，气温升高，人体生理活动会发生一系列的变化，此时期应注意避免在强烈阳光下进行锻炼。运动时间、运动量可适当

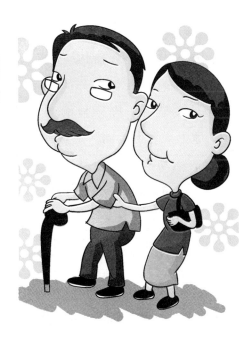

减少，类似长距离跑步、足球运动等项目可暂不进行。运动锻炼中要注意防止中暑，运动后要适量饮用带盐开水。游泳运动是夏季最为适宜的项目，但时间最好安排在上午10时以前，下午4时以后。

金秋时节，早晚开始变凉，此时应坚持早睡早起，早晚都是锻炼的好时光，所有运动在这个季节

里都可以进行（包括游泳）。随着秋深凉甚，运动时间、运动量都可以逐渐增大。白露后，早晚凉气加重，运动时尽量避免赤身露体，以防凉气侵入机体。

冬季是四季中最寒冷的时节，是万物闭藏潜行的季节。此时进行运动锻炼应用顽强的意志去克服寒冷，继续坚持户外锻炼，切莫停止。运动前应做好充分的准备活动，使关节、肌肉不显僵滞。长跑、冰上或雪上运动、足球等都是适宜的运动项目。运动时间宜长一些，运动量宜大一些，要防止冻伤，运动后出汗要及时更换内衣。早晨运动不宜太早，最好在太阳出来后进行。

运动健身之所以要注意四时的变化，按中医养生学的论述，强调人体要适应四时阴阳的变化，在运动锻炼中既要达到强体的目的，又要避免外邪的侵袭，从而达到强身健体。

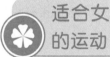

适合女性健身减肥的运动

适合女性减肥瘦身的运动有：

（1）步行：美国的科研人员通过研究发现，饭后45分钟左右，以每小时4.8公里的速度步行20分钟，热能消耗得较快，这个时间散步有利于减肥。他们还发现，如能在饭后2～3小时再步行一次，时间大约20分钟，那么，减肥的效果会更明显。除了减肥外，肌肉和骨骼也会变得更强壮。步行时手臂要大幅度地甩动，步子变大一些，收腹，挺胸，昂首阔步，这样既是一种全身运动，又对身体的匀称发育有很好的效果。

（2）爬楼梯：据运动医学专家的测定，人每登高1米所消耗的热能，相当于散步走28米。其所消耗的热能是静坐时的10倍，走路的5倍，跑步的1.8倍，游泳的2倍，打乒乓球的1.3倍，打网球的1.4倍。如果沿着6层楼的楼梯上下跑2～3趟，则相当于平地慢跑800～1500米的运动量。对中年女性来说，要想使身材变得苗条起来，那么爬楼梯是一项简便可行的运动。对于久坐的女性来说，一天多次、每次花几分钟时间做爬楼梯运动，不但能够增加脉搏跳动的次数、增强心血管功能，还可以达到减肥的目的。这种方法需每天坚持，才会有好的效果。

（3）跳绳：跳绳看似简单，却可以全面锻炼身心，而且对女性有独特的保健作用。跳绳能增强人体心血管、呼吸和神经系统的功能，还可以预防糖尿病、关节炎、肥胖症、骨质疏松、高血压、高血脂、失眠等多种疾病。从运动量来说，持续跳绳10分钟，与慢跑30分钟或跳健身舞20分钟相差无几。另外，跳绳会让下肢肌肉更健美，防止出现赘肉。

（4）跳舞：跳舞既可娱乐也可健身。据科学家测定，跳1小时的交际舞，相当于步行2公里路程，同时还能起到协调全身肌肉的作用。跳舞既能保健强身，又对减肥有良好的效果。

（5）逛街：逛街也是一种很好的有氧运动。女性逛街少则1～2小时，多则3～4小时，这样不停地走动可以增加腿部力量，消耗体内大部分热能，达到健身的效果。比起在健身房里枯燥的器械训练，逛街让女性在不知不觉中锻炼了身体，愉悦了心情，是两全其美的健身方法。

（6）缩肛：收缩肛门可以锻炼大腿内侧、阴部等小肌肉群，不但能够防治妇科病，而且对于提高夫妻性生活质量也很有帮助。这个锻炼动作随时随地可以进行，需要的时间也很短暂。每天锻炼200下，哪怕是间隔锻炼，也会有明显成效。

女性的锻炼不必过分注重时间、环境、地点和方式。早上起床，可以随便在床上做几个简单的柔体动作；饭后做做家务，如洗碗、扫地，哪怕是看电视的时候站起来做几个动作，都可以达到健身减肥的目的。只要长期坚持，形成习惯，就会带给女性朋友很大的好处。

 散步的方式

散步是一种全身性的运动，四肢、腰部、骨骼都可以得到锻炼，还可以增强心力、降低血压、预防冠心病和改善肺部的呼吸功能。具体地说，散步有以下几种：

（1）普通散步：每分钟60～90步，每次20～40分钟。此法适于冠心病、高血压、脑出血后遗症或者呼吸系统疾病的患者。

（2）快速步行：每分钟步行90～190步，每次锻炼30～60分钟。此法有助于关节、胃肠的活动，还可以消除疲劳，振奋精神。

（3）平坡步行：即在平地和坡地上交叉步行。在坡地行走后，在平地上行走10分钟。坡度不要过大，注意安全。

（4）摆臂步行：行走时两臂大幅度摆动，可以活动肩部、胸廓。

（5）揉腹散步：即一边散步，一边用两手旋转按摩腹部。此法有利于肠胃不好、消化不良的人。注意按摩力度不要过大，步子不要过快。按摩一周可配合一步行走，正反转交替，每分钟30～60步，每次散步时间3～5分钟。

专家提醒

女性在散步的时候最好能挺胸抬头，精神饱满。每天散步后回到家，要用热水泡脚，以缓解足部疲劳。睡觉之前，用手给两腿和足部做做按摩，可以促进血液循环。而在办公桌前，时不时将腿伸直，做勾脚尖、绷脚尖的动作，也可以达到运动健身的目的。

为什么慢跑更适合中年女性

跑步是一项方便灵活的锻炼方法，有句老话叫作"跑跑跳跳，青春年少"，可见跑步对于人的身体健康非常重要。跑步可分为快跑和慢跑内种，对于女性来说，慢跑更为合适。

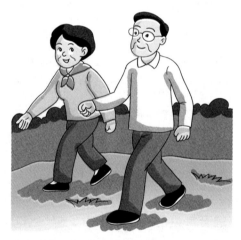

慢跑可以增强身体的摄氧量，增强心肌收缩力，达到锻炼心脏的目的；长期的跑步锻炼还能够改善血液循环和脂质代谢，预防血栓形成和动脉硬化。对于中年女性朋友来说，还有一点很明显的效果，就是可以促进代谢，控制体重。慢跑时能吸进足够的氧气，所以在跑步后会感到头脑清醒，能增加工作的信心。

慢跑越来越为全世界的人们所喜爱。慢跑不需要特殊条件，一般选择空气新鲜、人口密度低的地方进行就可以。锻炼慢跑可以从每分钟跑50米的速度开始，跑与走交替，以走作为休息，每次锻炼不少于10分钟；1～2周后可逐渐增加到每分钟跑100米，适应了再适当加快速度，时间也可从10分钟增加到20～30分钟。慢跑中注意身体反应，脉搏数维持在每分钟130次左右为宜。

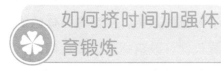

如何挤时间加强体育锻炼

人到中年，正是有技术、有经验、体力尚未衰退，是事业和工作上的中坚力量、骨干分子。而在家庭中，上有父母，下有儿女，家庭事务繁杂。难怪很多中年人借工作忙、家务事多而不运动锻炼。要知道，人到中年后各种生理功能正从高峰期开始下降、衰老。因此，中年人无论再忙也要抽出一点时间来运动锻炼，这对于延缓衰老、活跃

情绪、消除疲劳是非常有意义的。

中年女性在挤时间锻炼中，不妨用下列方法试一试：

（1）如果到菜市场去买菜，不妨跑步去，跑步回，既节约时间又得到锻炼。

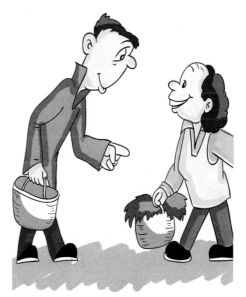

（2）如果路程不远在三站距离以内，最好不要去挤公共汽车，来个快走或慢跑。

（3）如果骑自行车在半小时之内就能到达单位，最好不要坐车开车，改骑自行车，这实在是一种难得的锻炼机会。

（4）如果办公室是在10层楼以下，请不要乘电梯，坚持从楼梯爬上去，虽然会气喘，但会使下肢和呼吸循环系统得到极大的锻炼。

（5）坐办公室的人，在上午10时和下午4时不要勉强继续工作，停下来活动一下筋骨，做上10分钟办公室简易体操，将会使头脑清醒，心情舒畅。

（6）当在售票窗前排队、在站台等车时，不要站着不动或坐着不起，更不要不好意思，应该大胆地在原地跺跺脚，或做10个高抬腿动作，即使是伸上几个"懒腰"，也是锻炼的极好机会，切莫错过。

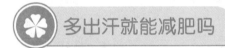
多出汗就能减肥吗

在锻炼过程中，一个人所处环境的温度、湿度，以及人的身体健康情况、体内水分存量、穿着衣服的厚薄，决定了出汗量的多少，所以单纯的汗水多并不能证明锻炼有效。

希望通过大量出汗来减轻体重是不切实际的。在炎热的日子里，健身健美爱好者穿着已被汗液浸透了的运动衣、穿着涂有橡胶的运动衣或其他类似的服装进行锻炼是非常不健康的，它将导致严重的热病和其他一些疾病。因而，认为大量出汗就能使体重减轻，这只是某些人的主观愿望。

真正要减轻体重必须减少体脂，而出汗并没有减少丝毫的脂肪组织。减重降脂最简单而又重要的一点是，摄入的热能必须少于消耗的热能。运动减肥是否有效，应该从身体各部分的变化情况和心率的波动情况去判断。

为什么游泳是女性明智的选择

游泳是女性锻炼的一个最佳的选择。人在游泳时，由于水的导热能力，加之两臂划水、两腿打水，全身肌肉都参与了运动，这样就消耗了大量的热能，从而增强体内的新陈代谢，改善体温调节。同时，胸大肌、三角肌、肱三头肌和上半身的背部肌肉群也得到了很好的锻炼，会变得比较发达。长时间的游泳锻炼会使肌肉变得结实、富有弹性，游泳时收腹挺胸的姿势还有助于女性保持挺拔的体形和良好的姿态。

游泳可以提高呼吸肌力量，扩大肺活量，加速血液循环，具有提高呼吸系统、心血管系统功能的功效。另外，对女性朋友来说，最诱人的是，游泳时激起的水花犹如灵巧的双手，按摩着全身的皮肤，会让皮肤更有色泽，更光滑和富有弹性，延缓皮肤的松弛与老化。

日光与空气也是在游泳时使人健美的主要因素，适当的阳光可以增强人对疾病的抵抗力，使血液杀菌力增强，加速新陈代谢，促进睡眠。新鲜的空气会使人精神振奋，体力充沛。

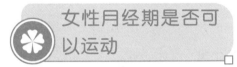

女性月经期是否可以运动

月经是女性一种正常的生理现象，一般没有什么特别不舒服的感觉。但有的人在月经期出现腰酸、腹胀或精神不佳、无力、易激动等，这些都不能算是病理反应，因此盲目地认为月经期不能参加体育活动是没有理由的，只不过运动应当适宜，如徒手体操，打乒乓球、羽毛球，练太极拳，散步等。适当的运动有利于改善盆腔的血液循环，减轻盆腔的充血，还有利于调整中枢的兴奋和抑制过程，活跃情绪，以转移对不舒服感的注意力。

当然，月经期对于那些剧烈的、大强度的运动，以及情绪紧张、竞争激烈的项目还是不适宜参加的。

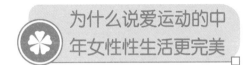

为什么说爱运动的中年女性性生活更完美

运动不仅能使人的形体健美，还能加强人们对性生活的兴趣。性学专家研究发现，从事有氧运动的女性，有83％的人1周至少有3次性生活。与运动方案开始施行前比较，40％的人经体育锻炼后更易产生性欲，31％的人性行为更为频繁，20％的人感到性欲高潮更容易发展到顶点。调查研究还表明，几乎任何有氧运动都对性事有所裨益。

科学家认为，运动期间体内可释放一种令人心情振奋的内啡肽物质，这种物质恰恰是机体自然产生的内分泌物，可以使人产生愉悦感，这对增加性欲大有好处。运动还能使人体血清高密度脂蛋白胆固醇水平增高，这种对身体有益的胆固醇，能清除动脉中的填塞物，从而增加包括骨盆部位及性器官在内的全身血流量。因此，作为中年女性每周只要进行3次、每次1小时的"适度运动"，就可大大改善性生活。

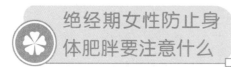

绝经期女性防止身体肥胖要注意什么

（1）适当运动：如中速度骑车、跑步等，每天坚持运动15分钟以上大为有益。

冬季由于寒冷，人的肌肉、肌腱、韧带变得又硬又脆，伸展性和弹性下降。所以冬季锻炼时容易出现关节扭伤和肌肉拉伤，特别是那些突然用力的运动更要特别注意。

预防的最好方法是做好充分的准备活动，特别要活动全身各个关节，重点活动那些参与本次运动的关节和肌肉。另外，运动中也要注意循序渐进，如跑步要先慢逐渐再稍加快；用力锻炼时动作先要小一些，重量轻一些，再逐渐加大力度或加大重量，切忌在开始时进行大强度的猛烈练习。

（2）饮食合理，营养适当：当身体有发胖倾向时，应适当限制食入热能，主要是糖和脂肪，多吃些蔬菜、杂粮、瘦肉、豆制品等。

一般绝经期发胖，通过以上两个办法，只要坚持，就能收到较好的效果。

丰胸运动的方法

胸部是女人表现性感、增添魅力的焦点，丰满的胸部是中年女性体形健美的标志之一。乳房只有脂肪和乳腺组织，没有肌肉，这种组织弹性不足，久而容易下垂，使乳房淤血、不适。营养不良，体弱多病，劳累过度，精神受到刺激或抑郁，以及过紧地束胸都会影响乳房的发育。所以，合理的乳房保健，显得尤为重要。而具体的丰胸运动有哪些方法呢？

（1）扩胸运动：伸直背部肌肉并且抬头挺胸，双手合十置于胸前，这时彻底撑开肘部，双肩不要摆动，要平心静气，始终保持让胸部用力的状态，同时在手心上用力，相互推压般缓慢地向左右移动。当手到达中心位置时，进行吸气，左右交互动作10～20次。同时，动作重点是胸部用力而不是臂膀，全身挺直，只有两只小臂相抵成直线左右动作，舒缓地吸气吐气。

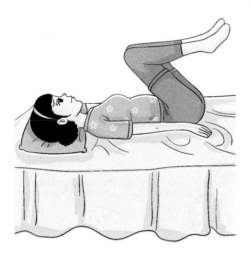

（2）集中胸部运动：伸直背脊，抬头挺胸，也可以在胸前用双手夹住书本等物，切记撑开肘部是关键。此时要轮番吸气后吐气，同时将手臂向前伸直，如同要使劲按压双手手心一样。胸部用力，缓慢进行10次左右。

（3）集中并抬高双臂运动：双手平举在肩膀两侧，手心向下，双臂向胸前位置交叉合掌，手臂伸直，向上抬高到头顶上方，双臂贴耳侧，再缓慢向下放回到胸前位置。缓慢进行10次左右。

（4）抬高胸部运动：双手向内屈肘，下手臂重叠在胸前成"口"字形，由上手臂带动，缓慢向上提高到额头前面，然后再下放回到原本的预备位置。上下来回相互进行10～20次。

 ## 平滑腹部的运动

现在很多的中年女性从事的都是办公室工作，由于长期坐着办公，腹部脂肪不断地堆积，以至腹部逐渐变得凸起来，破坏了女性身体整体的协调性和美感，这成了大多数女性较为头痛的问题。因此，当腹围在90～100厘米时，就必须想办法把腹部的脂肪消灭掉。在这里，介绍一套平腹的运动方法，这可是中年女性必做的"瘦身功课"。

（1）热身运动：在运动开始之前，先做2分钟热身运动，扭扭腰，活动活动关节。

（2）压背运动：平躺在垫子上，膝部弯曲，双脚伸开同肩宽。双手枕在脑后，手肘向外，下颌抬起。腹部肌肉用力，抬起身体。肩膀抬起，同时背部自然下压，髋骨轻轻抬起，保持4秒钟。慢慢放低身体，肩膀不要完全接触地板，重复。

（3）仰卧起坐：平躺在垫子上，膝部弯曲，双脚伸开同肩宽。脚尖放在可勾住的支撑棍上。手放在脑后，双肘侧伸（可将手臂交叉放在胸前，这样会更容易些），收紧腹肌，抬起身体，抬起肩胛骨，使身体和膝盖成45°角，保持2秒钟，然后慢慢放平身体，连续做起、躺动作，反复进行。

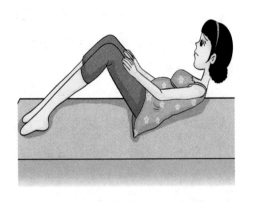

（4）鲤鱼打挺：①平躺，双臂向后抓住支撑杆，双腿抬起与地面成90°角。②收紧腹肌，抬起尾椎骨几厘米，膝盖轻微弯曲。③将臀部抬高，使重心落在肩胛骨上。④保持一会儿，慢慢还原到②的状态。

（5）剪腿运动：平躺，腿部抬起，离地约1米，膝盖微屈，手垫在臀下。慢慢放下一条腿到离地大约

25厘米，再慢慢抬起。另一条腿重复同样动作。

（6）抬腿运动：平躺，抬腿悬空，离地约1米，膝盖微屈，手垫在臀下。慢慢放低两腿至10厘米处。保持4秒钟，然后抬腿至起始部位。

以上锻炼方法可单独或结合进行，共10分钟左右，每周4次至5次，坚持3个月，效果显著。

练习太极拳对身体有哪些好处

太极拳是一种温和的全身运动，是练身、练气、练脑的高度和谐的身心整体运动，对人体的神经系统、循环系统、消化系统、呼吸系统、运动系统等有积极的保健养生作用，还能提高各系统的功能。

（1）心血管系统：练太极拳时，肌肉呈自然放松状态，血管通畅性更好，心脏做功减少，促使血压下降。练太极拳有利于防治各种心血管疾病，尤其是对冠状动脉疾病有最好的治疗。打太极拳还能加强血液及淋巴的循环，用来消除体内淤血。

（2）呼吸系统：太极拳的呼吸细、慢、深、长，可以训练横膈肌，保持肺组织弹性，增强肺活量。长年打太极拳，身体上下运动，肺部血流均匀，全身氧气充足，增加呼吸效应。故打太极拳对于慢性肺功能不良和肺结核康复期的患者，是一种很好的健身运动。

（3）骨骼肌肉系统：太极拳的动作强调全身性的协调，对于骨骼肌肉的保健有很好的功效。经常练太极拳无论对脊柱的形态和组织结构都有良好的作用，对于慢性类风湿关节炎患者，也有很好的复健功效，还能加强在日常生活中动作的协调灵活性。

（4）神经系统：练太极拳是内外双修，这在很大程度上促进了中枢神经对人体所有神经和器官的调节与支配。同时，太极拳运动可以使疲劳的大脑有足够的氧气，并得到休息、调节，是脑力劳动者的首选运动项目。

（5）新陈代谢：打太极拳对脂类、蛋白类及无机盐中钙、磷的代谢影响有良好的促进作用。经过5~6个月的锻炼后，血液中蛋白的含量明显增加，球蛋白及胆固醇的含量却明显减少，而且动脉硬化的症状也大大减轻。

专家提醒

太极拳能促进腹腔血液循环、胃肠蠕动和消化液的分泌，对肝脏也有按摩作用，对有消化系统疾患和肝炎的患者亦有很好的作用。另外，太极拳运动可以预防并治疗某些因神经系统功能紊乱而产生的消化系统疾病。同时，练太极拳时细、慢、深、长的呼吸对胃肠道起着机械刺激的作用，改善了消化道的血液循环，因而起到促进消化的作用。

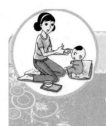

第二节
饮食保健

 膳食营养的指导原则

中国营养学会与中国预防医学科学院推荐的膳食指南是由我国营养、食品等多学科专家精心研究制定的，其指导原则有7项：

（1）食物多样，谷类为主：各种各样的食物所含的营养成分不尽相同，没有一种食物能供给人体需要的全部营养，每日膳食必须由多种食物适当搭配，才能满足人体对各种营养素的需要。谷类食物是我国传统膳食的主体，是人体能量的主要来源，它能提供人体所需的糖类、蛋白质、膳食纤维及B族维生素等。在各类食物中应当以谷类为主，并需注意粗细搭配。

（2）多吃蔬菜、水果和薯类：蔬菜、水果和薯类都含有较丰富的维生素、无机盐、膳食纤维和其他生物活性物质。红、黄、绿等深色蔬菜中维生素含量超过浅色蔬菜和水果，而水果中的糖、有机酸及果胶等又比蔬菜丰富。含丰富蔬菜、水果和薯类的膳食，对保护心血管健康、增强抗病能力、预防某些癌症等有重要作用。

（3）常吃奶类、豆类制品：奶类含钙量高，是天然钙质最好的来源，也是优质蛋白质的重要来源。我国居民膳食中普遍缺钙，与膳食中奶及奶制品少有关。经常吃适量奶类可提高儿童、青少年的骨密度，减缓中老年人骨质丢失的速度。豆类含丰富的优质蛋白质、不饱和脂肪酸、钙及B族维生素。经常吃豆类食物，既可改善膳食的营养素供给，又有利于防止吃肉类过多带来的不利影响。

经常吃适量鱼、禽、蛋、瘦肉，少吃肥肉和荤油。鱼、禽、蛋及瘦肉是优质蛋白质、脂溶性维生素和某些无机盐的重要来源。我国相当一部分城市和绝大多数农村居民吃动物性食物的量还不够，应适当增加摄入量。但部分大城市居民吃肉食太多，对健康不利。应当少吃猪肉，特别是肥肉、荤油，减少膳食脂肪的摄入量。

（4）食量与体力活动要平衡，保持适宜体重：进食量与体力活动是控制体重的两个因素。食量过大而活动量不足会导致肥胖，反之造成消瘦。体重过高易得慢性病，体重过低可使劳动能力和对疾病的抵抗力下降，体力活动较少的人应进行适量运动，使体重维持在适宜的范围内。

（5）吃清淡、少盐的膳食：膳食不应太油腻、太咸，应少食油炸、烟熏食物。每人每日食盐用量不超过6克为宜。除食盐外，还应少吃酱油、咸菜、味精等高钠食品及含钠的加工食品等。吃盐过多会增加患高血压病的危险。

（6）限量饮酒：无节制地饮酒，会使食欲下降，食物摄入减少，以致发生多种营养素缺乏，严重时还会造成酒精性肝硬化。过量饮酒会增加患高血压病、脑卒中等疾病的危险。若饮酒可少量饮用低度酒。

（7）吃清洁卫生、不变质的食物：应当选择外观好，没有泥污、杂质，没有变色、变味并符合卫生要求的食物。进食要注意卫生条件，包括进食环境、餐具和供餐者的健康卫生状况。

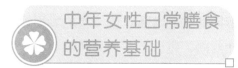

中年女性日常膳食的营养基础

（1）脱脂牛奶：钙在保护人的骨骼方面的作用是非常重要的，而磷更是人体正常新陈代谢所必需的，牛奶同时含有这两种人体必需、同时又可互补的无机盐，所以对人体非常有利。为防止牛奶含有过量脂肪，99％的脱脂牛奶最适宜中年女性饮用。

（2）香蕉：含有一定数量的无机盐，富有对人体非常重要的元素钾。要使每天摄入的钾满足人体的营养需要，最好的办法是每天吃一根香蕉。

（3）蘑菇：富含钾、磷以及具保健功能的维生素B_6。

（4）花椰菜：维生素A对人的视力、骨骼和牙齿的发育及机体免疫功能均有良好的作用。一碟花椰菜可满足成年人维生素A的每日需要量，此外，花椰菜还能给人体提供必需的维生素C。

（5）马铃薯：除含糖类外，还含有镁、铁、磷和钾等。用马铃薯制成的菜肴，可称为保健菜肴。

（6）鱼类：富含能使血液胆固醇降低并能增强人体体质的多不饱和脂肪，较之牛、羊肉和禽肉，鱼肉能在更大程度上中和脂肪以降低胆固醇。

（7）洋葱：每日吃半个生洋葱，可使良性胆固醇增加30％。最新研究显示，在吃过高脂肪食物后，如能吃一汤匙煮熟的洋葱，可防止血凝块。

（8）核桃：是不饱和脂肪及维生素E极好的来源，其中还含有能防止心律失常的微量元素镁。那些每天都咀嚼一小撮核桃的人，冠心病发病率仅是很少吃核桃人的一半。

（9）柑橘类水果：最能激发人类精力的食物，因为它们是维生

专家提醒

40岁以上的女性，其基础代谢率已略低于30岁前，肺活量、体力活动与生殖功能开始下降，自40岁开始除肝脏外，脑、肺、肾、脾的重量渐渐下降。

中年时期因活动稍减，消耗的热能也渐少，基础代谢率下降而摄入热能未能减少或有增多的情况，因而出现了肥胖，导致心血管病等一些部位的病变逐渐发生，骨质疏松症亦随绝经的到来而逐步发生。

因此，中年女性营养特点为：控制体重，避免摄入热能过多，限制脂肪，增加维生素D与钙的摄入，为防止心血管病等，应保证锌、铬、硒、维生素A、维生素C、维生素B_2等的摄入，达到供给平衡。

素C的极好来源。柑橘类水果还富含能使人血清胆固醇下降的化学物质。

（10）大豆：常食大豆类食物可防癌抗癌。天然存在于大豆中被称为染料木黄酮的化合物，可能有限制癌基因活动的功能。在豆腐、豆奶、豆蛋白质提取物和大多数豆粉中，都有染料木黄酮。

（11）葡萄酒：每日1杯葡萄酒，可使有益的胆固醇增加7％。

（12）绿茶：绿茶虽然不能防止人们患心脏病或癌症，但是可以延缓这些病症的发生，因为它含有大量的防老化剂。在保护人体细胞和遗传物质脱氧核糖核酸免受癌症、心脏病及其他致命疾病的危害方面，绿茶比维生素C有效100倍，比维生素E有效25倍。

中年女性合理饮食的指导思想

中年女性面临着身体即将步入绝经期的特殊阶段，因此在这段时期，要补充足够的、均衡的营养来维持健康。女性在进入中年后，

体内的雌性激素分泌开始减少，骨质流失加快，内脏功能也开始逐渐减弱。而在外表上，则出现皮肤开始呈干燥、粗糙的状态，逐渐失去弹性，皱纹增多，头发变白、脱落，形体上也发生变化，这些都是

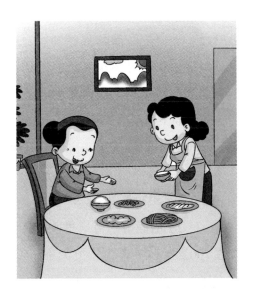

随着年龄增长出现的不可避免的生理特征。对于中年女性来说，要平和地、客观地看待这一现象，以积极的心态和健康的身体面临衰老的开始。而正确的饮食，是延缓中年女性衰老、美容护肤以及改善自身不良状况的有效手段。饮食上的失误，有可能导致中年期身体的虚弱，更会缩短寿命。

此阶段的饮食要注意补充充足的蛋白质、适量的脂肪，要减少盐

分的摄取，每天食用的蔬菜和水果应不少于500克，以满足人体对维生素和无机盐的需要。而植物纤维素，植物性蛋白质，含钙、铁的食物和含植物脂肪类的食物，也是健康不可缺少的营养元素，可以预防便秘，有助于排出体内毒素，预防贫血，促进皮脂腺的分泌功能，还可以提供女性美容美颜所需要的营养物质。每日摄取的合理的营养成分数量如下所示：

（1）摄取的蛋白质和脂肪所提供的热能应占每日总热能的12%～15%和30%以下。

（2）胆固醇的每日摄取量建议在400毫克以下（例如每天不超过2个蛋）。

（3）每天钠的摄取应在8克以下或更少。

（4）增加膳食纤维的摄取，如全谷类、蔬菜及水果。

（5）增加植物性蛋白质的摄取。

另外，还要养成良好的饮食习惯，不暴饮暴食或者过分控制自己的食欲，多喝水。保持乐观、宽容、平和、豁达的心态，在心理上保持年轻。

中年女性为什么要掌握食物的搭配

日常饮食，有的用单味，有的用多味。即使单味，往往在烹饪时也要加作料，其中就有搭配问题。

搭配往往从色、香、味三个方面考虑得比较多，搭配得好，既好看，又好吃，能促进食欲。然而从辨证选食的角度看，除了色、香、味以外，还要考虑到增加营养、防治疾病，那就是要求色、香、味、养、效五个方面都要照顾到，这并不简单。

奶油、肉类都会增加脂肪，使人发胖，但吃一些蔬菜和蘑菇之类，体重就不会增加。例如，吃肉类食物的时候，不能同时吃面包、土豆、通心粉和大米等含糖类的食物，若食用油脂食物只能与蔬菜、豆类混食，不能与糖类食物同食。又如，饮食中的酸碱度对维持人体内酸碱平衡非常重要。若单凭个人嗜好多吃偏食，就会使机体的营养成分不全，甚至酸碱平衡失调。现已知道，米、面、蛋、肉类等多属酸性，尤其是肉类食品，营养价值虽高，但酸性亦高，无病之人不宜多吃，而患胃肠病、肝胆病、心血管病的人，尤应注意。与之相反，各种蔬菜、水果，多属于碱性，为了维持酸碱平衡，日常菜谱中就应讲究荤素合理搭配。

通过搭配还可以纠正食物的寒温偏性，如绿豆芽偏凉，为夏季佳肴，若在冬季或体质偏寒者想吃，可以配辣椒丝同炒，既可纠正寒性之偏，其色亦艳，又味美可口。

中国菜肴品种繁多，各地的饮食习惯又不相同，搭配的方法也多种多样。因此，中年女性只有掌握合理膳食、才能搭配出符合科学的饮食。

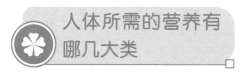

人体所需的营养有哪几大类

人的身体健康需要的几大类营养包括：糖类、脂类、蛋白质、维生素、无机盐、膳食纤维、水等。如果生活中的日常饮食经常缺少某一种或几种营养素，就会影响身体健康。

（1）糖类为身体提供热能，调节脂肪代谢，是身体的主要能量来源。缺乏糖类将导致全身无力，疲乏，血糖含量降低，产生头晕、心悸、脑功能障碍等。严重者会导致低血糖昏迷。摄入糖类过多时，多余的糖类就会转化成脂肪贮存于体内，使人过于肥胖而导致各类疾病如高血脂、糖尿病等。

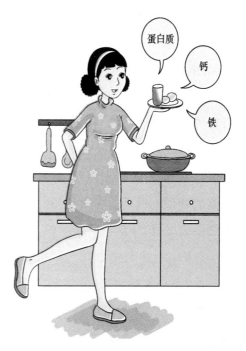

糖类有两种存在方式，分为是快速释放热能和缓慢释放热能。前者会在短时间内释放出大量的热能，会使精力衰退，而后者可以提供更持续的热能，有利于身体健康。

（2）脂类是机体代谢所需热能贮存运输的主要方式。几乎所有人都会有多余的脂肪组织，在需要的时候，这些脂肪可以被用来"燃烧"，产生人体所需热能。脂肪的供给量可根据年龄、劳动强度、体重等情况的不同而异，一般成人每日摄入量0.8克／千克体重为宜。

脂肪有两种基本的类型，分别为饱和脂肪和不饱和脂肪。饱和脂肪并不是人体必需的，摄入过多对身体无益，其主要来源是肉类和乳制品，不饱和脂肪主要含于橄榄油、坚果、植物油和鱼类，是人体所需的。因此，多食用植物油比多食用动物油对人体更有好处。

（3）蛋白质是人体内一种极其重要的物质，几乎所有的生命活动都需要蛋白质的参与。可以说，没有蛋白质，就没有生命。

假如人体摄入的是优质蛋白质，那么摄入蛋白质提供热能占总热能的10％，即每天大概35克的蛋白质对于大多数成年人来说就是最佳的摄入量。

含有优质蛋白质的食品包括：蛋类、大豆、肉类、鱼类、蚕豆以及小扁豆。含有动物性蛋白质的食品中通常含有很多无用的饱和脂肪，而含有植物性蛋白质的食品中通常含有更多对身体有益的合成碳水化合物，且酸性弱于肉类。

（4）维生素是另一种重要的营养物质。它不直接供应人体热能，人体自身也无法合成，必须从外界的食物中获取。当人体缺乏维生素时，会出现各种维生素缺乏症，如坏血病、脚气病（不等同于真菌感染所指的"脚气"）等。

维生素可以促使酶开始工作，进而使整个身体进入工作状态，还可以用来平衡激素，产生热能，促进免疫系统功能，维持肌肤健康，并保护动脉。维生素C以及维生素E是抗氧化剂，它们可以减缓衰老，预防癌症、心脏病并保护身体不受污染侵害。维生素E有助于防止必需脂肪腐败，它常见于植物种子、坚果以及植物油中。B族维生素和维生素C是将食物转化为热能的关键营养物质。牛奶、蛋类、鱼类和肉类中含有维生素D，它有助于控制钙的平衡。维生素A以两种形式存在，一种是动物形式的视黄醇，常见于肉类、鱼类、蛋类和乳制品；另外一种是β-胡萝卜素，常见于红色、黄色和橙色的水果和蔬菜中。

（5）无机盐是人体的组织成分，其不能在体内合成，必须从食物中摄取。无机盐在人体的营养结构中，占有举足轻重的地位，人体每天的身体活动都不能缺少其参与。大多数情况下出现的微量元素缺乏都是由于人体的吸收功能有问题所致，这时即使食用大量包含这些元素的食品或者药品都效果很小——因为人体根本无法吸收。

钙、镁和磷有助于骨骼和牙齿的健康；钾负责传送神经信号；而对人类最重要的呼吸——氧气，则是靠铁化合物传输完成的。铬控制体内血糖水平，锌修复体力、负责发育，硒、锌保护免疫系统。人体的总司令部"大脑"，则需要足够的镁、锰、锌，以及其他的必需无机盐。

（6）膳食纤维每天的理想摄入量应该不少于35克，如果每天食用粗粮、蔬菜、水果、坚果、植物种子、小扁豆以及蚕豆，那么摄入35克的纤维并不困难。膳食纤维可以吸收消化道中的水分，使食物膨胀，更易于身体吸收。水果和蔬菜纤维有助于减缓糖分被吸收进血液的速度，有助于维持良好的精力水平。谷物纤维能够很好地预防便秘并防止食物腐败，很多的肠道不适都是由食物腐败造成的。以肉类、蛋类、鱼类和乳制品为主的饮食中缺乏足够的膳食纤维，要适量地食用。

专家提醒

人体每天需要大量的无机盐，它们常见于日常各种食物中。钙通常大量存在于乳制品中，水果和蔬菜可以提供大量的钾，所有的"种子类"食物都富含铁、锌、锰和铬，这些食物包括植物种子、坚果、小扁豆、豌豆、蚕豆、红花菜豆、粗粮，甚至还包括椰菜（它的顶端就是种子），硒常见于坚果、海鲜、海藻以及植物种子，特别是芝麻中较多。

（7）人体的60％是由水构成的，身体每天要通过各种途径排出水分，以保证毒素被清除出体内。而身体在进行一些化合反应的时候，也需要大量的水的参与。因此，人们每天理想的摄入水量在2升左右。

水果和蔬菜中水的含量大约有90％，它易于身体的吸收和利用，并同时提供大量的维生素和无机盐。酒类、茶和咖啡会导致身体缺水，因此我们并不推荐通过这些饮料来补充水分。它们同时还会使身体失去宝贵的无机盐。

绝经期女性的饮食调养应怎样安排

女性到了45～55岁，都要经历绝经期，它是一个生理过渡时期，生理变化比较复杂。有些女性由于调节功能、代偿能力和精神状态较差，不能适应这个阶段的生理变化，就会出现各种症状，如心血管疾病、精神和代谢障碍等症状。

女性绝经期的月经变化是很突出的。有些女性月经变得很频繁，经血量增多，出血时间延长，这样就可能引起贫血，遇到这种情况，精神上不要过分紧张，在治疗的同时，注意饮食调养，多吃一些含优质蛋白质的食物，如动物肝、瘦肉、鸡蛋、牛奶等。它们不仅供给人体必需氨基酸，而且还含有维生素A、维生素D、维生素B₁、维生素B₂和维生素B₁₂，特别是猪肝中还含有丰富的铁和叶酸。同时，还要多吃些含铁和铜丰富的绿叶菜和水果，如菠菜、芹菜、油菜、萝卜缨、苋菜、荠菜、番茄、柑橘、桃、李子、杏、菠萝、大枣等。它们含有铁和铜、叶酸、维生素C、维生素A等。叶酸和维生素B₁₂配合能增强治疗贫血的效果，维生素A和维生素C能刺激铁的吸收和利用。

绝经期由于内分泌失调，造成自主神经功能紊乱。因此，有些女性会出现血管痉挛疼痛、高血压、眩晕、耳鸣、眼花，有的还会出现失眠、焦虑、抑郁、神经过敏、易于激动及阵发性啼哭，严重时类似精神病患者。遇到这种情况，除药物治疗，注意休息，避免不良刺激外，在饮食上要多吃些含维生素B₁和烟酸丰富的食物，如粗面、糙米、土豆、豌豆和其他荚豆类食物，维生素B₁对精神抑郁和激动的治疗有一定作用。烟酸可以使血管扩张，对治疗血管痉挛、降低胆固醇有较好效果。同时，尽量少吃盐，吃低盐饮食，这对降低血压有好处。不抽烟，不喝酒，不吃刺激性食物，如咖啡、浓茶、胡椒等。有选择地吃一些安神降压食物，如莲子、百合、山楂、西瓜、绿豆等。

由于绝经期代谢的改变，有些女性在绝经后，容易出现脂肪堆积、身体发胖、血胆固醇增高、血管硬化、骨质疏松等症状。对此，

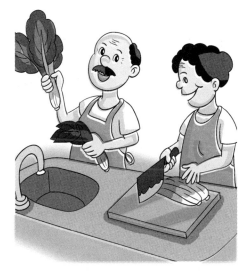

应着重从控制饮食上进行预防。要少吃一些糖类和含脂肪多的食物，多吃一些黄豆和豆制品。因为黄豆含有丰富的优质蛋白质、钙、磷、铁和各种维生素。黄豆油脂含不饱和脂肪酸很多，几乎占本身脂肪的85.4%，其中以亚麻油酸最多，还有约1.64%的磷脂。黄豆中的亚麻油酸和磷脂还能降低血液中胆固醇，它们都是女性绝经期必需的营养物质，并对预防血管硬化有益。同时，还要多吃一些含铁、钙和

纤维素多的食物，如蔬菜、水果、粗粮、虾皮等，这样可以增加血红素，弥补血流量和降低骨质疏松。特别是纤维素，能刺激肠道的蠕动，防止老年性便秘，能降低胆固醇的吸收。

饮食的调养对从根本上调治女性绝经期生理变化有很好的作用。对多数中年女性来说，只要对绝经期有正确的认识，在这个时期注意饮食，再配合适当的身体锻炼，就会顺利地度过绝经期，并能获得一个健康的身体。

 ## 女性护肤常吃哪些食品

（1）含蛋白质的食品：蛋白质能使组织细胞不断更新和修复，人体缺乏蛋白质，会减退皮肤的生理功能，使皮肤失去弹性，变得粗糙多皱。这类食物有瘦肉（尤其兔肉）、奶、蛋和豆制品等。

（2）含维生素的食品：维生素A可防止皮肤角质化，使皮肤保持平滑滋润；维生素C可抗氧化，保持皮肤弹性，抑制黑色素；维生素

E可增强皮肤弹性，使肌肉丰满，促进皮肤血液循环，扩张小动脉。这类食品分别有胡萝卜、动物肝脏、绿叶蔬菜、猕猴桃、山楂、柠檬、柑橘、蛋、谷类、核桃、植物油等。

（3）富含铁的食品：荔枝、樱桃、大麦芽等含铁丰富的食品，经常食用可使人面色光泽红润。

（4）富含锌的食品：大白菜和动物性食品，如瘦肉、蛋黄、鱼类、肝、肾、牡蛎等，含有丰富的锌，可以使皮肤和黏膜细腻柔滑，保持弹性和韧性。